U0284323

# 咽喉疾病
# 喉镜图鉴

## LARYNGOSCOPIC ATLAS OF LARYNGEAL DISEASES

| | | | |
|---|---|---|---|
| 主　审 | **周　梁** | | |
| 主　编 | **陶　磊** | | |
| 副主编 | **石小玲** | **汤玮晶** | **何培杰** |
| 编　委 | 陶　磊 | 石小玲 | 汤玮晶 |
| | 何培杰 | 汤　迪 | 周　健 |
| | 张　帆 | 谢　芳 | 梁玉芳 |
| | 陈　玲 | 陈惠军 | 徐晨媚 |
| | 王　磊 | | |

人民卫生出版社
·北京·

**图书在版编目（CIP）数据**

咽喉疾病喉镜图鉴 / 陶磊主编 . —北京：人民卫生出版社，2023.7（2024.3 重印）

ISBN 978-7-117-34875-1

Ⅰ.①咽…　Ⅱ.①陶…　Ⅲ.①喉镜检–图解　Ⅳ.
①R767.04-64

中国国家版本馆 CIP 数据核字（2023）第 101582 号

| 人卫智网 | www.ipmph.com | 医学教育、学术、考试、健康，购书智慧智能综合服务平台 |
| 人卫官网 | www.pmph.com | 人卫官方资讯发布平台 |

咽喉疾病喉镜图鉴

Yanhou Jibing Houjing Tujian

主　　编：陶　磊

出版发行：人民卫生出版社（中继线 010-59780011）

地　　址：北京市朝阳区潘家园南里 19 号

邮　　编：100021

E - mail：pmph @ pmph.com

购书热线：010-59787592　010-59787584　010-65264830

印　　刷：北京顶佳世纪印刷有限公司

经　　销：新华书店

开　　本：889×1194　1/32　印张：5.5

字　　数：123 千字

版　　次：2023 年 7 月第 1 版

印　　次：2024 年 3 月第 2 次印刷

标准书号：ISBN 978-7-117-34875-1

定　　价：98.00 元

## 主编简介

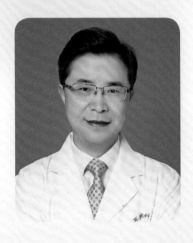

**陶　磊**

教授，主任医师，博士研究生导师。复旦大学附属眼耳鼻喉科医院耳鼻喉科副主任，耳鼻喉科住院医师、专科医师规范化培训基地教学主任、头颈外科主任

## 学术兼职

中华医学会耳鼻咽喉头颈外科学分会头颈组第十二届委员

中国临床肿瘤学会（CSCO）头颈肿瘤专业委员会常委

中国抗癌协会头颈肿瘤专业委员会委员

中国医师协会肿瘤医师分会头颈肿瘤专业委员会委员

中国人体健康科技促进会头颈部肿瘤专业委员会副主任委员

中国抗癌协会康复会学术指导委员会副主任委员

中国医疗保健国际交流促进会耳鼻咽喉头颈外科分会青年委员会秘书长

中国医药教育协会头颈肿瘤专委会常委

上海市抗癌协会第八届理事会理事，头颈肿瘤外科专业委员会副主任委员

## 所获奖项

主持并完成十余项国家自然基金委、国家卫生健康委员会（原卫生部）、上海市科委等课题。先后获得"复旦大学十大医务青年""上海市科技启明星"称号，入选首届复旦大学"明日之星"名医培育工程。入选上海市医学会首届"耳鼻咽喉-头颈外科优秀青年医师"、上海市卫生系统"优秀青年人才培养计划"。

## 专业特长

临床主要从事头颈部良/恶性肿瘤的诊断和手术治疗，擅长口咽、喉咽、喉唾液腺、甲状腺等头颈部良恶性肿瘤的诊断、开放和机器人手术。致力于头颈部肿瘤免疫相关基础研究。发表与喉癌发病机制和治疗相关专业论文100余篇，其中被SCI收录40余篇。

# 序

耳鼻咽喉头颈外科是一门专科性质较强的学科，诸器官解剖关系复杂，大部分结构部位深在、难以直窥。各类喉镜的出现极大程度地推动了对咽喉部疾病的认识。

不同喉镜在咽喉部疾病诊治中各有其临床应用价值，是耳鼻咽喉头颈外科医师的重要工具之一。间接喉镜仍是咽喉部检查最常用且最简便的检查器械。硬性喉镜检查可以直接观察喉部，图像清楚，操作简便，是我所在医院应用最广的检查。动态喉镜通过对声带快速振动"慢相"的观察，对嗓音疾病诊断具有重要作用。软性喉镜检查可以近距离观察病变。电子喉镜是继纤维内镜后出现的新一代软性内镜，外径更加纤细、图像更加高清。随着技术创新与改革，一些带有特殊光学变化的电子内镜相继出现，其中整合在电子喉镜的代表性技术是窄带成像（narrow band imaging，NBI）内镜。NBI 内镜通过增强病灶与背景之间的对比效果，提高黏膜表面微小病灶的检测能力，有助于鉴别肿物性质，尤其是喉癌前病变，早期喉癌、下咽癌的诊断。

由陶磊教授组织编写的这部《咽喉疾病喉镜图鉴》，

参编人员均为从事一线临床工作的耳鼻咽喉头颈外科医师，具有丰富的临床工作经验。这本书以疾病为中心，病种相对齐全，文字流畅易懂，插图清晰典型，并辅以视频，较为全面地展示了咽喉疾病的喉镜下表现。并且重点关注相关疾病治疗过程中的转归，为疾病的诊治提供直接依据。在内容和形式上该图鉴都进行了有益的尝试，可以说是耳鼻咽喉头颈外科医师手头一部难得的口袋书、工具书。

该书汇集了大量临床经典病例的喉镜图片、视频，配以通俗易懂的文字说明，具有较高的临床应用价值，对从事耳鼻咽喉头颈外科专业的住院规培医师、专科医师、相关专业基层医师的临床学习和成长都有很大助益。谨在出版之际，向本专业相关临床工作者诚挚介绍和推荐此书，并乐为此书作序。

周梁

2023 年 5 月

# 前言

　　咽喉部解剖位置深在、隐蔽，检查时常需借助一些特殊检查设备。从最初的间接喉镜到直接喉镜，从硬性喉镜到软性喉镜，从纤维喉镜到电子喉镜，不同喉镜设备在咽喉部疾病诊治中各有其临床应用价值。一份高质量的喉镜报告，对展示病变特征、明确诊断及指导手术方案（入路、范围）有着不可替代的作用。基于此，我们编写了这本《咽喉疾病喉镜图鉴》。

　　本书参考了人民卫生出版社出版的八年制临床医学规划教材《耳鼻咽喉头颈外科学》（第3版）及《实用耳鼻咽喉头颈外科学》（第2版），共分为五部分：第一部分为喉镜检查概述；第二部分至第五部分为疾病简介及相应的喉镜下表现。其中第二部分为咽部疾病，第三部分为喉部疾病，这两部分按照先天性疾病、炎性疾病、其他非肿瘤性疾病、良性肿瘤、恶性肿瘤的编排顺序，除了上述疾病还包括了咽部异物、嗓音疾病、喉癌前病变、喉外伤、气管肿瘤等疾病。第四部分为特殊感染和真菌感染在咽喉部的表现，包括梅毒、结核、真菌感染、获得性免疫缺陷综合征、硬结病、白喉、咽喉部麻风等疾病。第五部分为全身性疾病在咽喉部的表现，包括带状疱疹、白塞综合征、系统性红斑狼疮、喉部 $IgG_4$ 相关性疾病、Rosai-Dorfman 病、Castleman 病等疾病。本书疾病覆盖面广，共配以 450 幅高质量的典型喉镜图片及 25 例视频。作为一名致力于头颈外科疾病临床诊治的耳鼻咽喉科医师，本书着重喉癌、下咽癌等疾病的治疗与随访。

复旦大学附属眼耳鼻喉科医院是我国唯一集医教研一体的三甲眼耳鼻咽喉专科医院，医院耳鼻咽喉科是全国最大的耳鼻咽喉头颈外科临床诊疗中心之一。结合本单位临床病例资料和诊疗经验，本书在编写过程中还参考了大量文献，尽量做到内容殷实完整、叙述简洁实用、图片清晰准确。本书难免存在缺陷和不妥之处，敬请广大读者及同道们批评和斧正，也欢迎广大同道投稿高质量喉镜图像、视频以供大家学习，不胜感激！

本书受众对象较广，不仅可供住培、专培医师使用，还可供本专业年轻医师、基层临床医务人员学习。诚挚地希望本书的出版能够为耳鼻咽喉头颈外科专业的人才培养尽一份力并起到抛砖引玉的作用，同时也希望不同阶段的临床工作者在翻阅本书时能常学常新、常学常悟、常学常用，从而造福更广大的患者。

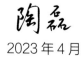

2023 年 4 月

# 目录

## 3　喉部疾病 / 55

# 喉镜检查概述

OVERVIEW OF
LARYNGOSCOPE EXAMINATION

　　由于咽喉部解剖位置深在、隐蔽，生理结构复杂、精细，无法直接窥及，检查时需借助一些特殊的检查设备。随着光源、内镜系统以及摄像、录影技术的发展和日趋完善，从间接喉镜到直接喉镜，从硬性喉镜到软性喉镜，从纤维喉镜到电子喉镜，不同喉镜在咽喉部疾病诊治中各有其临床应用价值。

# 1.1 间接喉镜
## INDIRECT LARYNGOSCOPY

1854 年，西班牙声乐教师 Manuel García 发明间接喉镜，成为历史上通过镜面反射观察到自己喉部结构的第一人，被称为"喉镜之父"，而间接喉镜至今仍是咽喉部检查最常用且最简便的检查器械。

目前间接喉镜是一个有柄的圆形平面镜，镜面与镜柄相交呈 120°，可根据受检者咽腔情况选取 10mm、12mm、14mm、18mm、22mm、26mm 不同直径的大小合适镜面。将间接喉镜镜面置于口咽内，镜面朝向前下方，镜背紧贴悬雍垂前面，将软腭推向后上方，但避免接触咽后壁。间接喉镜对舌背高拱、咽反射过于敏感、会厌无法上抬者检查困难，需要患者配合良好，若患者张口/伸舌困难、会厌后倾等，常需借助其他检查方法。

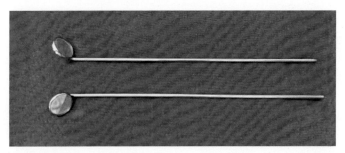

■ 间接喉镜（上：小号；下：大号）

# 1.2 直接喉镜
## DIRECT LARYNGOSCOPY

1895 年，德国内科医师 Alfred Kirstein 改进硬性食管镜、发明了能直接观察喉部的检查器械，从此开辟直接喉镜临床应用的先河。直接喉镜检查并不属于咽喉的常规检查方法。通常需要住院在全身麻醉或咽喉部黏膜表面麻醉下进行，患者平卧，头部后仰并高于手术台 10~15cm，将金属管状的直接喉镜插入口咽，挑起会厌，直接观察喉部黏膜色泽、形态、有无肿块及喉咽情况。直接喉镜作为检查手段其应用范围越来越小，但作为一种手术操作手段广泛应用于临床。

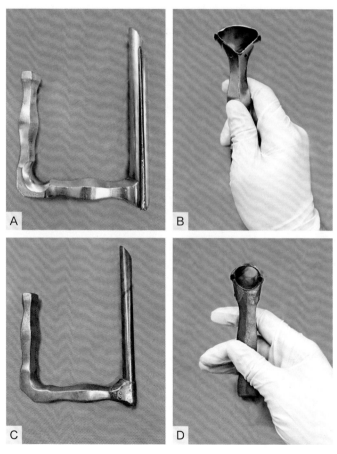

■ **直接喉镜（不同型号）**

A. 阔头直接喉镜（侧面观）；B. 阔头直接喉镜（正面观）；C. 双孔直接喉镜（侧面观）；D. 双孔直接喉镜（正面观）。

# 1.3 硬质咽喉内镜

H A R D  P H A R Y N G E A L  E N D O S C O P Y

　　硬质咽喉内镜即我们常说的硬管喉镜，是利用透镜光学原理制成，成像质量较高。镜面前部斜面有 70° 和 90° 两种，以 70° 镜常见。检查时，受检者取坐位，加热镜头防止镜面起雾，嘱受检者张口伸舌，借助纱布包裹、牵拉舌前 1/3，检查者将喉镜送入受检者口咽部，斜面向下对准喉上口，镜头接近咽后壁处。嘱受检者平静呼吸，观察口咽及舌根，嘱受检者发 "i" 或 "e" 音，观察下咽部、喉部、声门下及声带运动变化，并拍摄记录清晰图片，必要时可录像。硬质咽喉内镜是目前我院最常用的喉镜检查设备，报

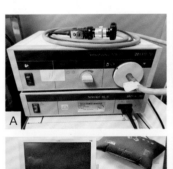
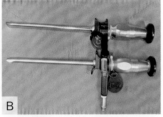
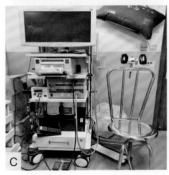
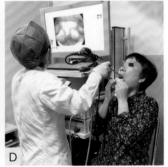

■ 硬质咽喉内镜检查设备及患者姿势

A. 光源及主机；B. 70° 硬质咽喉内镜；C. 检查设备整体；D. 受检者检查姿势。

告模板见附录 A1。咽反射敏感者可在检查前用 1% 盐酸丁卡因或 2% 盐酸利多卡因进行咽喉部黏膜表面麻醉。硬质喉镜检查图像清晰、简便易行，还可进行一些简单的临床治疗，比如夹取异物、肿物活检等，但对于一些咽反射过于敏感、张口或伸舌受限不能配合的患者，检查效果不理想。

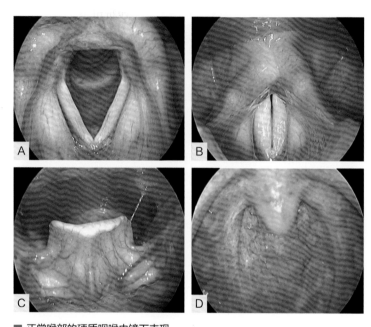

■ 正常喉部的硬质咽喉内镜下表现

A. 吸气相；B. 发音相；C. 舌根及会厌；D. 口咽部。

# 1.4 动态喉镜

STROBOLARYNGOSCOPE

　　1878 年，德国内科医师 Max Joseph Oertel 创新性地将工业使用频闪仪替代普通光源，首次观察到声带"慢速"振动，实现了动态喉镜检查。动态喉镜又称为频闪喉镜，通过对声带振动慢相的观察，获得声带的振动方式、振动幅度、黏膜波特点、振动对称性、周期性及闭合状况等多种声带振动特征信息。动态喉镜作为嗓音功能检查的重要手段之一，在喉科学、病理嗓音学、艺术嗓音学等领域发挥重要作用。

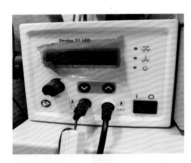

■ 动态喉镜光源设备

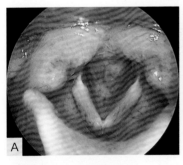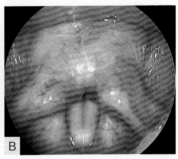

■ 正常喉的动态喉镜下表现

A.吸气相；B.发音相。

## 1.5 纤维喉镜

FIBROLARYNGOSCOPE

1968 年，日本东京大学言语与嗓音医学研究所 Sawashima 和 Hirose 首次报道用于喉部检查的纤维喉镜，宣告了软性喉镜时代的来临。纤维喉镜利用透光玻璃纤维的可曲性、纤维光束亮度强和可向任何方向导光的特点，制成镜体细而软的喉镜。因其可经前鼻孔插入而检查鼻咽、口咽、喉咽和喉部，故又称为纤维鼻咽喉镜。其优点在于操作简便，对受检者体位没有要求，坐位或仰卧位均可，经鼻经口进入均可，痛苦小、创伤小，特别对于颈短、舌体肥厚、咽腔窄小及婴儿型会厌的受检者检查效果更好，同时对于颈部畸形、张口困难及体弱、危重患者均可进行检查。纤维喉镜较硬质咽喉内镜图片成像质量略差。

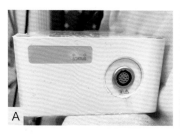
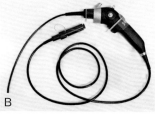

■ 纤维喉镜检查设备组成

A. 光源；B. 纤维喉镜镜头。

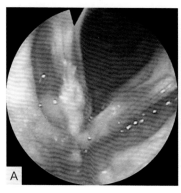
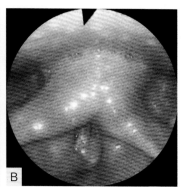

■ 声带白斑的纤维喉镜下表现

A. 吸气相；B. 发音相。

# 1.6 电子喉镜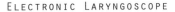
## ELECTRONIC LARYNGOSCOPE

电子喉镜是继纤维内镜之后出现的新一代软性内镜，前端装有微型电荷耦合器件，可作为微型图像传感器取代纤维内镜的光导纤维导像束，成像质量优于传统纤维内镜，明显提高对黏膜表面细微病变的分辨能力。检查方法基本同纤维喉镜。

随着技术创新与改革，一些带有特殊光学变化的电子内镜出现，其中整合在电子喉镜的代表性技术是窄带成像技术（narrow band imaging，NBI）。后者利用滤光器过滤掉

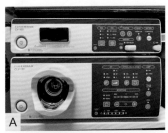
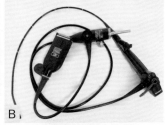
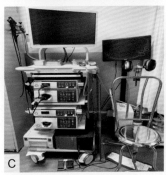
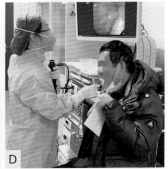

■ 电子喉镜检查设备及患者姿势

A. 电子喉镜检查设备（主机及光源）；B. 电子喉镜检查设备（电子喉镜镜头）；C. 电子喉镜检查设备（整体）；D. 电子喉镜患者检查姿势。

内镜光源所发出的红蓝绿光波中的宽带光谱（即红光），仅留下能强烈被血管吸收而不发生散射的窄带光谱（即蓝绿光），优点在于能够增强病灶与背景之间的对比效果，提高微小和浅表病灶的检出能力，而且具有良恶性病变的鉴别诊断作用，提高早期癌变的诊断率。

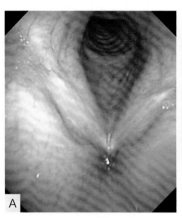
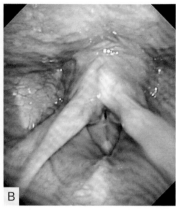

■ 正常喉部的电子喉镜下表现

A. 吸气相；B. 发音相。

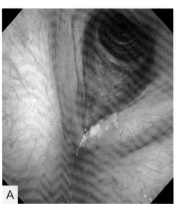
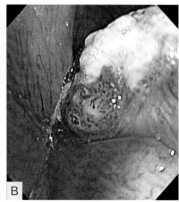

■ 声带白斑的电子喉镜（白光）及 NBI 内镜下表现

A. 白光下见左侧声带前段组织增厚覆白斑样物；B. 窄带光下左侧声带前段白斑前缘病变处可见密集粗大褐色斑点状、短线条形改变。

# 咽部疾病

PHARYNGEAL DISEASES

# 2.1 先天性疾病与畸形
CONGENITAL DISEASES AND DEFORMITIES

## 2.1.1 悬雍垂分叉畸形
UVULA BIFURCATION DEFORMITY

悬雍垂分叉畸形又称双歧悬雍垂，由胚胎发育过程中两侧裂突没有互相融合，软腭在合拢过程中发育异常所致，常伴有腭隐裂或短腭畸形等。

查体见悬雍垂尖端小切迹或直到悬雍垂根部完全裂开。轻者无症状，不影响吞咽，不需要处理。重者可因腭咽闭合不全出现吞咽障碍或言语障碍，可伴有腭肌缺损，使咽鼓管开放不良，容易发生分泌性中耳炎，可以手术矫正畸形。

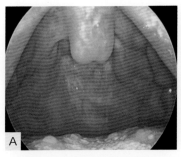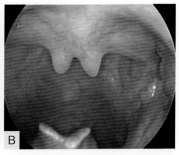

■ 悬雍垂分叉畸形的喉镜下表现

A. 悬雍垂尖稍分叉；B. 悬雍垂分叉至根部。

## 2.1.2 腭裂
CLEFT PALATE

腭裂是指口腔顶有断开而使口腔与鼻腔直接相通，裂口可能发生于嘴唇或腭的单侧、双侧或中间。病因尚未明确，可能由遗传和环境共同作用导致，这类患者常就诊于口腔科。

腭裂可能造成进食问题、口语表达问题、听力问题以及外耳道感染。其他失调病症发生率较低。腭裂畸形造成的多种生理功能障碍，特别是语言功能障碍和牙列错乱，对患者的日常生活、学习、工作会带来不利影响，也容易造成患者的心理障碍。治疗主要通过腭裂手术来修复形态，改善生理功能。一般主张在出生后 12~18 个月行手术治疗。

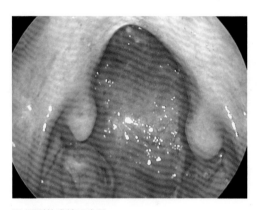

■ 腭裂的喉镜下表现

可见软腭至悬雍垂裂开。

## 2.1.3 先天性舌根囊肿
CONGENITAL CYST OF TONGUE

先天性舌根囊肿为甲状舌管发育异常所致。囊肿位于舌盲孔处，囊肿较小时可无症状，增大后可出现吞咽不畅、咽下困难、言语不清、呼吸困难等。查体见舌根正中线上有一半圆形隆起，黏膜表面光滑、质软。影像学检查有助于诊断。囊肿位于舌根深部时，表面隆起可不明显。囊肿较大且有症状者可行囊肿切除术。切除方法可以用 $CO_2$ 激光手术、等离子射频切除等。

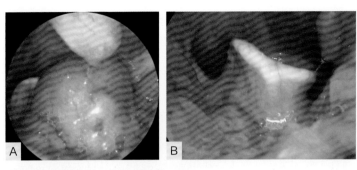

■ **先天性舌根囊肿治疗前后的喉镜下表现**

A. 舌根部偏左侧巨大光滑球形囊肿样物（治疗前）；B. 舌根偏左侧术后瘢痕改变，未见明显肿物（治疗后2个月）。

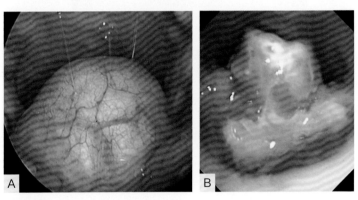

■ **先天性舌根囊肿治疗前后的喉镜下表现**

A. 舌根部巨大光滑半球形囊肿样肿物（治疗前）；B. 舌根术后瘢痕改变、表面附伪膜，未见明显肿物（治疗后2天）。

## 2.1.4 舌根异位甲状腺

### ECTOPIC THYROID

　　舌根异位甲状腺为胚胎发育过程中，甲状腺部分或全部未下降而停留在舌盲孔处所致。90%异位甲状腺位于舌盲孔处及会厌谷。常表现为舌根肿块、不适，较大时可影响患者的语音（似含橄榄音）、吞咽或呼吸。检查可见舌根部伴血管扩张的淡红色肿块，质中等偏硬。绝大多数见于女性青年，症状随青春期发育而逐渐明显。无症状者可暂不治疗，手术治疗适用于有咽部阻塞症状，反复严重出血、溃疡、顽固性甲亢或怀疑恶变者。

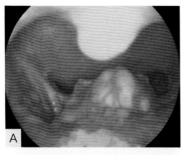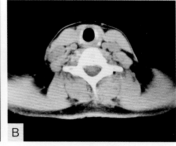

■ 舌根异位甲状腺的喉镜及颈部 CT 表现

A. 舌根肿物与舌扁桃体界限清楚、表面尚光滑；B. 颈部 CT 显示颈部区域未见甲状腺组织影。

## 2.1.5 梨状窝瘘

BRANCHIAL CLEFT ANOMALIES

梨状窝瘘较少见，可能的走行方向为自梨状窝穿出咽下缩肌，沿喉返神经后外侧，由甲状腺深面进入甲状腺内侧，或感染后穿出腺体至颈部形成瘘管。梨状窝瘘大多发生于左侧，右侧罕见，可能与哺乳动物胚胎发育过程中原始大动脉的消失或右侧鳃性组织消失较早有关。

梨状窝瘘临床表现为：①颈部出现瘘口伴有分泌物，合并感染时局部有红、肿、热、痛，反复感染者局部瘢痕增生；②患者颈部出现逐渐增大的肿块，肿块可时大时小；③内瘘口向咽腔引流，患者可出现口内异味；④此外可伴发急性化脓性甲状腺炎、声嘶及纵隔脓肿等。

检查可见患侧颈部隆起、可触及囊性肿物或条索状物，外瘘口有分泌物。在喉镜下有时能发现梨状窝内瘘口，喉镜检查时令患者低头朝对侧扭转，配合 Valsalva 动作（即深吸气后摒住呼吸，再用力作呼气动作）有助于内瘘口的暴露。可配合颈部 B 超、增强 CT/MRI 明确诊断。感染急性期应用抗生素控制感染，因容易反复发作，在炎症控制 2~4 周后可采用手术彻底切除。

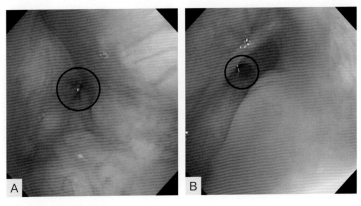

■ **左侧梨状窝瘘的喉镜下表现**

A. 左侧梨状窝见内瘘口（黑圈内）；B. 患者低头并向对侧扭转，配合 Valsalva 动作（黑圈内为内瘘口）。

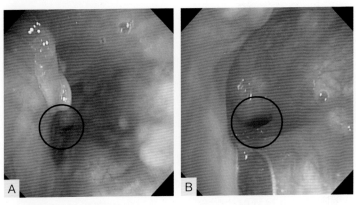

■ **左侧梨状窝瘘的喉镜下表现**

A. 左侧梨状窝见内瘘口（黑圈内）；B. 患者低头并向对侧扭转，配合 Valsalva 动作（黑圈内为内瘘口）。

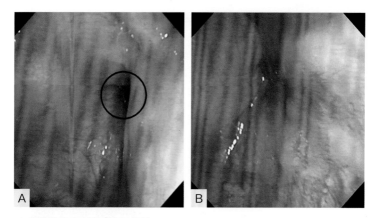

■ 右侧梨状窝瘘的喉镜下表现

A. 右侧梨状窝底见内瘘口（黑圈内）；B. 左侧梨状窝光滑、无积液（与左图为同一患者）。

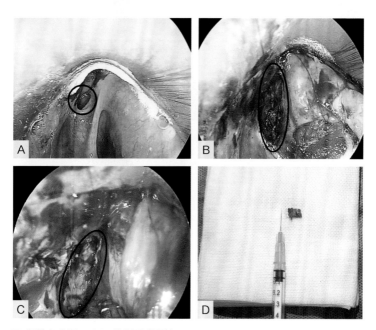

■ 梨状窝瘘经口 $CO_2$ 微创手术图片

A. 术中支撑喉镜下所见内瘘口（黑圈内）；B. 支撑喉镜下 $CO_2$ 激光切除瘘管（黑圈内）；C. 铬酸烧灼瘘管切除后创面（黑圈内）；D. 切除的瘘管组织标本。

## 2.1.6 甲状舌管囊肿（舌型）

THYROGLOSSAL DUCT CYST(INTRALINGUAL)

甲状舌管囊肿是一种先天性疾病，主要由于甲状舌管退化不全所致。正常情况下甲状舌管会封闭，退化不全就会残留一个管腔，里面的上皮组织分泌囊液导致囊肿的形成。表现为从颏下到胸骨上切迹之间颈中线或稍偏斜一点出现圆形囊性的肿块，可以随伸舌和吞咽活动。在无感染的情况下可能没有症状，出现感染可能会红肿、流脓。囊肿突入喉内，表现出舌根或会厌谷出现囊肿样物。治疗方法为手术切除。

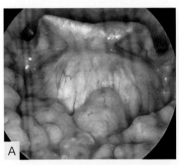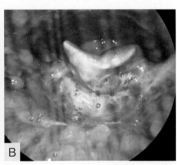

■ 甲状舌管囊肿治疗前后的喉镜下表现

A. 舌根至会厌谷较大半球形光滑肿物、部分与会厌舌面粘连（术前）；B. 术腔黏膜稍肿、无明显肿物，少许分泌物（术后 2 周）。

## 2.1.7 颈内动脉畸形

MALFORMATION OF INTERNAL
CAROTID ARTERY

先天性咽部颈内动脉畸形由胚胎发育异常所致。在咽侧壁或咽后壁的深面形成动脉环或动脉屈曲。常无明显临床症状，或仅有咽部异物感、阻塞感和搏动感。查体可见咽后壁或扁桃体周围隆起，有明显搏动。触诊可有搏动感。

该类畸形在做腭扁桃体、咽扁桃体以及口咽部疾病手术操作时可能会造成损伤。颈内动脉畸形一般不做特殊治疗。

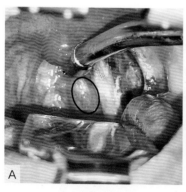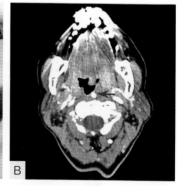

**■ 咽部颈内动脉畸形术中及 CT 影像学表现**

A. 术中见左侧咽后壁稍隆起、可见节律搏动（黑圈内）；B. 增强 CT 扫描见咽后壁颈内动脉增强影（箭头）。

## 2.2 咽部普通炎性疾病
COMMON INFLAMMATORY DISEASES OF PHARYNX

### 2.2.1 急性咽炎
ACUTE PHARYNGITIS

急性咽炎是黏膜、黏膜下组织的急性炎症，多累及咽部淋巴组织，可单独发生，也可继发于急性鼻炎、急性扁桃体炎等。由病毒或细菌感染引起，此外粉尘、烟雾、刺激性气味等环境因素也可诱发急性咽炎。

急性咽炎起病比较急，初期可为咽部干燥、灼热，继之咽痛，吞咽唾液时咽痛往往比进食时更加明显，全身症状一般较轻，因患者年龄、免疫力以及细菌病毒毒力的不同而程度不一，可有发热、头痛、食欲不振和四肢酸痛等。

如果炎症累及喉部可有咳嗽及声嘶。病程一般在 1 周左右。查体见咽部黏膜弥漫充血、肿胀，咽后壁淋巴滤泡及咽侧索红肿。根据病原的不同白细胞可增多、正常或减少。

无症状或症状较轻者行对症治疗，多饮水；合并感染发热者可应用抗生素及抗病毒药物；局部可用醋酸氯己定漱口，西吡氯铵含服，金喉健喷雾剂、开喉剑喷雾剂局部喷雾，也可服用中成药制剂，如金嗓利咽丸、甘桔冰梅片、咽立爽等。

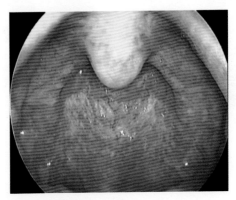

■ 急性咽炎的喉镜下表现

可见咽部黏膜弥漫性充血。

## 2.2.2 慢性咽炎
### CHRONIC PHARYNGITIS

慢性咽炎为咽部黏膜、黏膜下及淋巴组织的慢性炎症。本病极常见，多见于成人，病程长，症状顽固，不易治愈。致病因素可分为局部和全身因素。局部因素包括：①急性咽炎反复发作；②上呼吸道及口腔部慢性炎症刺激，如慢性鼻炎、慢性扁桃体炎；③长期烟酒过度；④长时间受粉尘、有害气体的刺激等。此外，长期张口呼吸易引起黏膜干燥，用嗓过度、职业因素（教师、歌唱者等）亦可引起慢性咽炎。全身因素包括胃食管反流性疾病、贫血、消化不良、内分泌紊乱等。此外，吸入过敏原及食物过敏原可引起变异性咽炎。

慢性咽炎常见症状为咽部异物感、灼热感、干燥感、痒感或轻微疼痛。晨起容易出现较频繁的刺激性咳嗽，严重者可引起干呕。用嗓过度、受凉或疲劳时容易加重，全身症状一般不明显。治疗需去除病因，包括戒除烟酒，改善工作和生活环境，积极治疗鼻咽部、口咽部慢性炎症及胃食管反流等，增强全身抵抗力。可含服西吡氯铵。

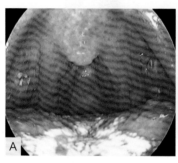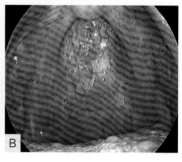

■ 慢性咽炎的喉镜下表现

A. 咽部黏膜慢性充血，双侧咽侧索肥厚，咽后壁淋巴滤泡增生，双侧扁桃体隐窝有少许白色分泌物；B. 咽部黏膜慢性充血，咽后壁淋巴滤泡增生。

## 2.2.3 急性扁桃体炎
ACUTE TONSILLITIS

急性扁桃体炎为扁桃体的急性非特异性炎症，常伴有不同程度的咽部黏膜和淋巴组织炎症，是一种很常见的咽部疾病。主要致病菌为乙型溶血性链球菌，少数病例由非溶血性链球菌、葡萄球菌、腺病毒、鼻病毒等所致。急性扁桃体炎的病原体可通过飞沫或直接接触而传染，因此具有传染性。

急性扁桃体炎起病急，可有畏寒、高热，并可伴有头痛、食欲缺乏、全身不适等。局部症状主要为剧烈咽痛，多伴有吞咽痛，严重者可致吞咽困难，疼痛可放射至耳部。查体可见咽部黏膜弥漫性充血，以扁桃体及腭弓最为严重，扁桃体肿大，表面有黄白色或灰白色渗出物。抗感染为主要治疗方法，局部可用醋酸氯己定含漱、开喉剑喷雾剂、金喉健喷雾剂，注意休息、流质饮食及多饮水。

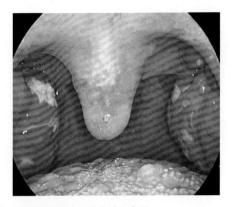

■ 急性扁桃体炎的喉镜下表现

咽部黏膜充血，双侧扁桃体红肿、附脓性分泌物，悬雍垂红肿。

## 2.2.4 慢性扁桃体炎

CHRONIC TONSILLITIS

慢性扁桃体炎多由急性扁桃体炎反复发作转化而来。主要致病菌为链球菌和葡萄球菌，与细菌感染、机体抵抗力下降、变态反应、内分泌和代谢障碍等因素相关。

临床表现为反复咽痛伴或不伴发热，常有咽部不适、异物感、咽干、咽痒、灼热等。若扁桃体隐窝内有大量干酪状物潴留或厌氧菌生长，可出现口臭。儿童扁桃体重度肥大可引起呼吸不畅、吞咽困难等。少数患者无明显自觉症状。查体见扁桃体表面不平，有瘢痕，常与周围组织粘连。下颌角淋巴结可肿大。符合扁桃体切除术适应证的患者宜手术切除。有手术禁忌证的患者应多参加体育锻炼，增强体质，可减少急性发作。手术前应该与患者充分沟通，交代术后出血风险及术后不解决咽炎症状等。

扁桃体手术适应证：①扁桃体反复急性炎（一年发作4次或4次以上）；②扁桃体肿大引起的上呼吸道阻塞造成严重打鼾、吞咽不畅、发音不清等；③有过一次或一次以上扁桃体脓肿；④扁桃体引起了全身疾病，成为病灶性扁桃体；⑤扁桃体反复发炎引起鼻炎、中耳炎、气管炎等反复发作或久治不愈；⑥良性肿瘤，对恶性肿瘤则应慎重。

手术方式包括传统的圈套器切除法、超声刀切除法、等离子切除法、电刀切除法等。

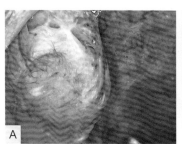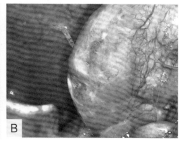

■ 慢性扁桃体炎的喉镜下表现（同一患者）

A. 右侧扁桃体肥大，反复炎症感染导致瘢痕改变；B. 左侧扁桃体肥大，反复炎症感染导致瘢痕改变。

## 2.2.5 舌扁桃体肥大
HYPERTROPHY OF LINGUAL TONSIL

舌扁桃体肥大又称慢性舌扁桃体炎，与口咽部慢性炎症、过度烟酒刺激及发声过度有关，多见于 20~40 岁的青壮年，儿童少见。双侧扁桃体切除后，舌扁桃体可代偿性增生。

舌扁桃体肥大主要表现为咽部异物感、梗阻感，还可有刺激性咳嗽等症状，有时可无任何症状，仅在检查时发现。大的舌扁桃体可数个聚集。部分患者有患癌症的疑虑，因而频频伸舌自检，反复就医。查体见舌根较多颗粒状淋巴组织隆起，可对称或一侧明显。

无症状者可不必治疗。舌扁桃体肥大较重并引起明显症状者可选择等离子或者激光切施行舌扁桃体切除术，术后易出血、复发。术前与患者做好沟通，术后无法解决慢性咽炎的症状。积极治疗口咽部慢性炎症。怀疑舌根癌者应及时活检，明确诊断。

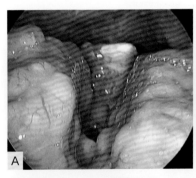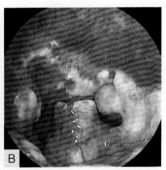

■ 舌扁桃体肥大治疗前后的喉镜下表现

A. 舌根淋巴组织明显增生、隆起（术前）；B. 双咽侧壁及咽后壁增生突起、附伪膜样物，舌根较平整（术后 2 周）。

## 2.2.6 悬雍垂过长

ELONGATED UVULA

　　由各种原因导致悬雍垂过长并与舌根部接触称为悬雍垂过长，多由鼻咽、口咽及扁桃体慢性炎症反复刺激有关。

　　常见症状为咽部不适、异物感，并常有恶心感，特别是在咽部检查时比较明显。患者还常有阵发性咳嗽，咳嗽于平卧位时比较容易发生，多为悬雍垂刺激咽后壁所致，少数患者无任何症状。查体可见悬雍垂松弛细长，有时亦较粗，其末端肥大呈球形并与舌根接触。治疗方面宜禁烟酒及刺激性食物，在治疗咽部及鼻部慢性炎症的基础上，对症状明显者可施行悬雍垂部分切除术。

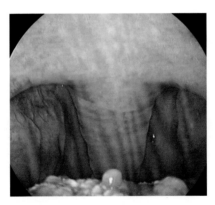

■ 悬雍垂过长的喉镜下表现

可见悬雍垂肥大、下垂，末端与舌根接触。

## 2.2.7 扁桃体周脓肿

PERITONSILLAR ABSCESS

　　扁桃体周脓肿为扁桃体周围间隙的化脓性炎症，早期为蜂窝织炎，继而形成脓肿。大多继发于急性扁桃体炎，尤其多见于慢性扁桃体炎反复急性发作者。本病由细菌感染引起，常见致病菌有溶血性链球菌、葡萄球菌等。扁周脓肿多为单侧发病，按其发生部位可分为前上型和后上型，前者脓肿位于扁桃体上极与腭舌弓之间，此型最常见，后者脓肿位于扁桃体与腭咽弓之间。

临床表现初期同急性扁桃体炎，发病数日后发热仍持续或加重，一侧咽痛加剧、吞咽时尤为明显，疼痛常放射至同侧耳部。患者呈急性面容，表情痛苦，说话含糊不清。扁桃体周脓肿常导致一侧软腭红肿，偏向健侧。脓肿的形成或翼内肌受炎症浸润可出现张口困难。同侧下颌角淋巴结常肿大。

脓肿形成前的处理同急性扁桃体炎，应给予足量抗生素和适量的类固醇激素，并予以输液等对症支持治疗，脓肿形成后可行穿刺抽脓或切开排脓，对病史较长，多次切开排脓仍未治愈者可行脓肿扁桃体切除术。

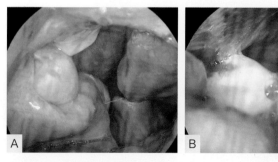
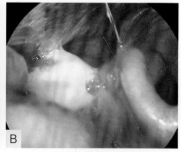

■ 扁桃体周脓肿的喉镜下表现（同一患者）

A. 软腭及悬雍垂红肿，右侧扁桃体红肿、下极隆起；B. 右侧扁桃体背面及右咽侧壁附大量脓性分泌物。

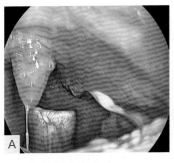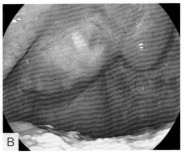

■ 扁桃体周脓肿的喉镜下表现

A. 左侧扁桃体、腭咽弓红肿隆起，局部附脓性分泌物，悬雍垂红肿；B. 右侧扁桃体、腭咽弓红肿隆起，悬雍垂肿胀。

## 2.2.8 复发性阿弗他溃疡

RECURRENT APHTHOUS STOMATITIS

　　复发性阿弗他溃疡病因不明，好发于口腔黏膜各个部位，尤其多见于唇、颊黏膜、舌缘等，也可发生于扁桃体，是口腔黏膜疾病中发病率最高的一种疾病。表现为口腔黏膜反复出现圆形或卵圆形疼痛性溃疡。好发于10~30岁中青年，女性多见，一年四季均能发生。该病具有周期性、复发性及自限性，7~10天自愈。可使用金喉健喷雾剂、开喉剑喷雾剂、醋酸氯己定等药物行对症治疗。

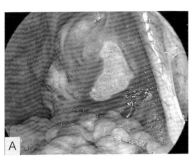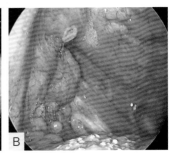

■ 咽部溃疡的喉镜下表现

A. 左侧扁桃体略红肿、伴较大溃疡样改变；B. 右侧扁桃体上极溃疡样改变。

### 2.2.9 咽角化症

KERATOSIS OF PHARYNX

咽角化症为咽部淋巴组织的异常角化，多发生于腭扁桃体和舌根，多见于青、中年女性，病因不明，可能与口腔卫生不良、邻近组织的慢性炎症刺激有关。

部分患者无明显自觉症状，有的可出现咽部不适如干燥感、异物感、咽痒或隐痛等。角化物可持续数周至1~2年，也可自行消散。该角化物十分坚硬，与基底粘连紧密，不易拔除，若强行拔除，常留有血迹。若无症状可不需治疗。勤用漱口水是预防的方法。

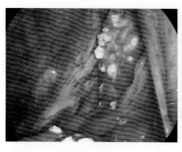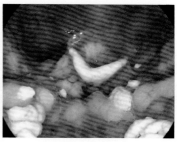

■ 咽角化症的喉镜下表现

可见左侧扁桃体及舌根大量散在点状、块状较厚白色物。

### 2.2.10 扁桃体结石

TONSILLOLITH

扁桃体结石常发生于扁桃体上隐窝中，最常见症状为口臭，多数患者无自觉症状，少部分患者可表现长期咽喉部疼痛、吞咽困难、反复刺激性咳嗽等症状。可用棉签轻轻地将结石刮出，也可以用口腔清洗器温和地将水流对准结石冲洗。对于顽固性扁桃体结石患者或者结石体积较大者，可以采取扁桃体切除术。

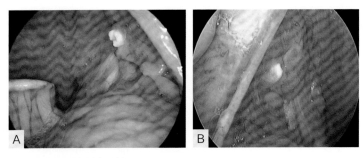

■ 扁桃体结石的喉镜下表现

A. 左侧扁桃体白色结石；B. 右侧扁桃体白色结石。

# 2.3 其他非肿瘤性疾病

OTHER NON-NEOPLASTIC DISEASES

## 2.3.1 咽部囊肿

PHARYNGEAL CYST

咽部囊肿可生长于扁桃体、咽侧壁、舌根等处，为黏液腺潴留所致，呈半球形或球形，色灰黄，大小不等，单发或多发。一般无明显症状，多偶然发现。囊肿较小者，可定期随访，大者可用手术切除。

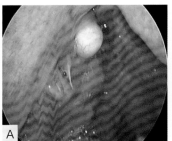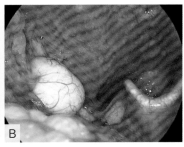

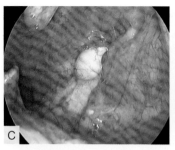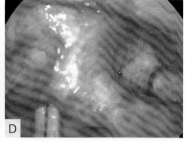

■ 咽部囊肿的喉镜下表现

A.右侧扁桃体上极半球形淡黄色肿物；B.右侧咽侧壁淡黄色、光滑肿物；C.左侧咽侧壁淡黄色、光滑肿物；D.左侧梨状窝外侧壁淡黄色、光滑肿物。

## 2.3.2 单侧扁桃体肥大

Unilateral Hypertrophy of Tonsil

扁桃体肥大分为生理性肥大和病理性肥大：①生理性肥大，扁桃体没有炎症；②病理性肥大在炎症刺激下，扁桃体体积逐渐增大，并且会形成较多瘢痕。扁桃体肥大临床主要表现为咽异物感，咽干，咽痛，发音改变，打鼾，吞咽不畅、呼吸不畅。本病诊断并不难，只要常规进行间接喉镜检查或软性喉镜检查即可发现，注意与扁桃体恶性肿瘤、咽旁间隙肿瘤等疾病相鉴别。

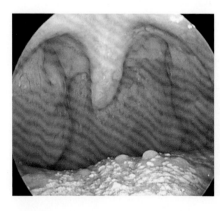

■ 单侧扁桃体肥大的喉镜下表现

右侧扁桃体增生、Ⅱ度肥大，左侧Ⅰ度肥大。

### 2.3.3 悬雍垂腭咽成形术后
UVULOPALATOPHARYNGOPLASTY

悬雍垂腭咽成形术（uvulopalatopharyngoplasty，UPPP）是治疗鼾症和阻塞性睡眠呼吸暂停（obstructive sleep apnea，OSA）的主要术式。UPPP 通过切除部分肥厚软腭组织（包括悬雍垂）、多余的咽侧壁软组织及肥大的腭扁桃体，扩大咽腔，解除腭咽平面阻塞。

术后口咽部可见瘢痕，使腭咽弓、软腭拉紧，扁桃体术后患者在扁桃体窝、舌、腭弓可有瘢痕与舌根外侧部粘连。

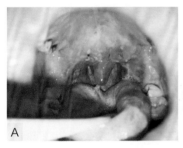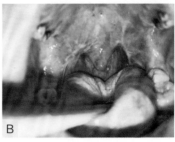

■ UPPP 术后 3 天和 1 个月的喉镜下表现（同一患者）

A. UPPP 术后 3 天，双侧软腭可见术后瘢痕改变及线头；B. UPPP 术后 1 个月，可见双侧软腭瘢痕。

## 2.4 咽部异物
FOREIGN BODIES IN PHARYNX

咽部异物在耳鼻咽喉科各类异物中最为常见。儿童爱将玩物含入口中、老年人口内感觉欠灵敏而易发生咽部异物。成人多由注意力不集中、匆忙进食所致。

临床表现为咽部刺痛感，吞咽时症状明显，部位大多较固定,如果异物刺破黏膜,可见少量出血及白膜形成,并发感染者疼痛加重。咽部异物大多存留于扁桃体、舌根、会厌谷和梨状窝等处,鼻咽部少见。

口咽部异物一旦发现,用血管钳夹取最为可靠,对于不合作的儿童在夹取前一定要固定好其头部。对咽反射敏感患者在喷入 1% 丁卡因时,应注意患者有无过敏及中毒反应。舌根、会厌谷、梨状窝处的异物,行黏膜表面麻醉后可在间接喉镜下用喉钳取出,或者在硬质喉镜、70° 鼻内镜下用喉异物钳夹取。少部分咽部异物因并发咽后脓肿或咽旁脓肿,应行手术切开排脓、取出异物。

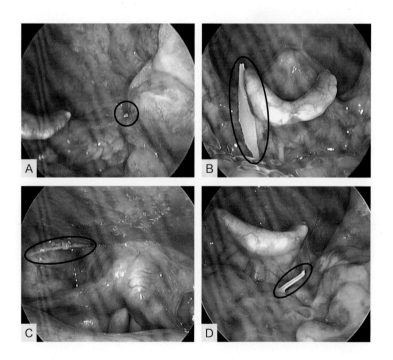

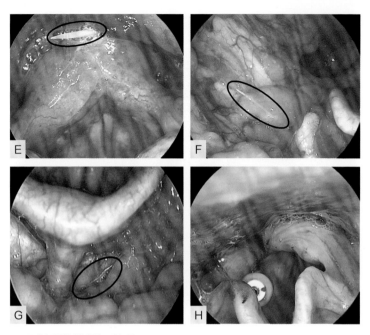

■ 咽喉部异物的喉镜下表现

A. 左侧扁桃体异物（黑圈内）；B. 右侧会厌舌面骨片（黑圈内）；C. 右侧梨状窝底异物（黑圈内）；D. 舌根左侧异物（黑圈内）；E. 咽后壁异物（黑圈内），右侧披裂、喉咽后壁肿胀；F. 右侧咽侧壁异物（黑圈内）；G. 左侧会厌谷细铁丝（黑圈内）；H. 右侧会厌喉面刺入一牙科针。

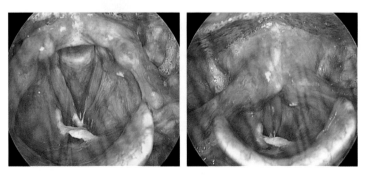

■ 会厌喉面异物的喉镜下表现

会厌喉面异物，双室带、双声带前段稍肿。

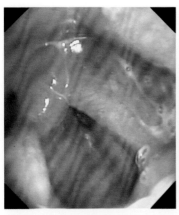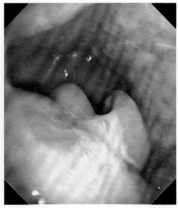

■ **咽部异物致咽喉部感染的喉镜下表现**

可见舌根右侧、会厌舌面喉面、双披裂、双室带及双梨状窝肿胀，伴脓性分泌物。

# 2.5 口咽及下咽良性肿瘤
BENIGN TUMORS OF OROPHARYNX AND HYPOPHARYNX

## 2.5.1 乳头状瘤
PAPILLOMA

乳头状瘤为咽部最常见的良性肿瘤，与人乳头状瘤病毒（human papilloma virus，HPV）感染有关，多发生于悬雍垂底部、软腭、腭舌弓、腭咽弓及扁桃体表面，外形如桑葚，色灰白或淡红，可多发，一般无明显临床症状，常因其他疾病检查咽部而发现。

治疗可将其切除。为防止复发，可用激光烧灼基底部。位于扁桃体表面者，可将扁桃体一并切除。绝大部分乳头状瘤为良性病变，可以定期观察，若短期增长过快，要引起充分的重视，必要时手术切除。

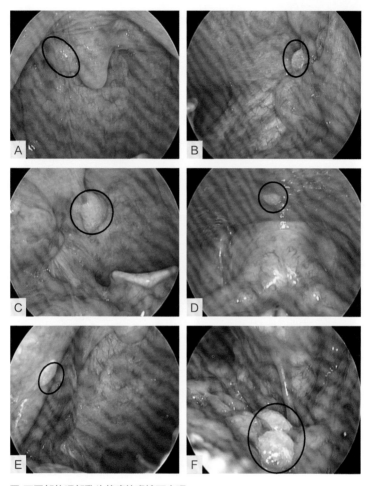

■ 不同部位咽部乳头状瘤的喉镜下表现

A. 悬雍垂根部右侧淡红色乳头状瘤（黑圈内）；B. 左侧扁桃体淡粉色乳头状瘤（黑圈内）；C. 右侧腭咽弓淡红色乳头状瘤（黑圈内）；D. 咽后壁淡粉色乳头状瘤（黑圈内）；E. 右侧腭舌弓淡粉色乳头状瘤（黑圈内）；F. 舌根多发淡粉色乳头状瘤（黑圈内）。

## 2.5.2 血管畸形

VENOUS MALFORMATION

　　血管畸形常发生于软腭、咽后壁及咽侧壁，为紫红色不规则肿块。患者常感咽部不适或异物感，可有出血现象，治疗可采用冷冻硬化剂注射，瘤体较小者亦可采用 KTP 激光治疗，瘤体较大、范围较广的血管畸形治疗相对比较困难。

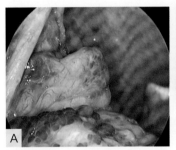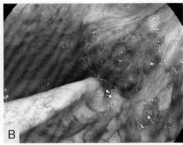

■ 口咽部血管畸形的喉镜下表现

A. 右侧舌根及扁桃体颗粒状、紫红色隆起；B. 左侧咽侧壁较大广基紫红色葡萄状物隆起。

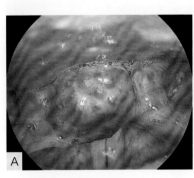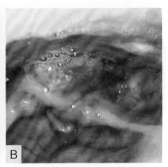

■ 下咽部血管畸形的喉镜下表现

A. 右侧披裂外侧紫红色隆起；B. 左侧披裂外侧紫红色隆起。

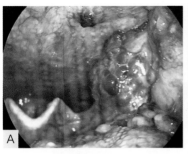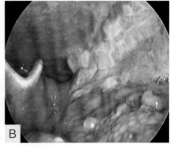

■ 口咽部血管畸形治疗前后的喉镜下表现

A. 左侧咽侧壁紫红色隆起（治疗前）；B. 平阳霉素注射治疗后 1 个月，左侧咽侧壁肿物明显消退。

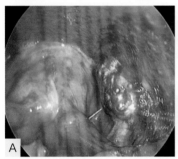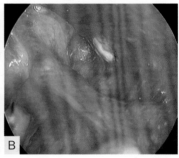

■ 下咽部血管畸形治疗前后的喉镜下表现

A. 左侧梨状窝外侧壁紫红色隆起；B. $CO_2$ 激光手术治疗后 2 周，左侧梨状窝外侧壁少许伪膜。

## 2.5.3 纤维瘤

FIBROMA

　　纤维瘤为起源于结缔组织的肿瘤，瘤组织由纤维细胞和纤维束组成，血管较少。瘤体大小不一，呈圆形凸起，有蒂或无蒂，质地偏硬，表面黏膜可正常。症状依肿瘤大小和位置而异，肿瘤较小者可无症状，较大者可引起吞咽困难、言语不清，位于下咽者还可引起呼吸困难。手术切除是有效的治疗方法，明确诊断依靠病理学。瘤体较小者可在支撑喉镜下切除，瘤体较大者需行喉裂开术。

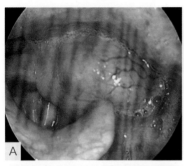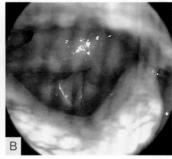

■ 下咽部纤维瘤治疗前后的喉镜下表现

A. 左侧梨状窝较大光滑淡红色肿物、表面血管扩张（术前）；B. 左侧披裂稍肿，左梨状窝未见明显肿物（术后 1 个月）。

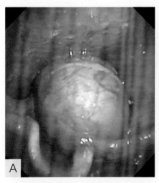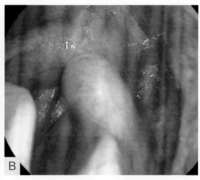

■ 下咽部纤维瘤治疗前后的喉镜下表现

A. 左侧梨状窝较大光滑肿物、表面血管扩张（术前）；B. 左侧披裂稍肿，左梨状窝未见明显肿物（术后 6 个月）。

# 2.6 咽旁间隙肿瘤
## Parapharyngeal Space Tumors

咽旁间隙肿瘤较少见，仅占头颈部肿瘤0.5%。80%~90%为良性，少数为恶性。临床症状大致可分为邻近器官受累和神经受累两大类。邻近器官受累可表现为咽部不适、异物感；肿瘤较大可有吞咽不适、说话含糊等；累及鼻咽部可发生耳鸣、耳闷、听力下降及鼻塞等。神经受累症状在良性肿瘤中出现较晚，迷走神经受累可出现声带麻痹，发生声音嘶哑，舌下神经受累可出现伸舌偏斜等。

肿瘤较小时，查体可无阳性体征，肿瘤较大时可表现为口咽部或上颈部肿物。部分患者因体检或其他疾病行影像学检查而发现咽旁间隙肿瘤。影像学检查有助于明确肿瘤部位、大小、范围，肿瘤边缘是否光滑等重要信息。治疗以手术切除为主，手术径路包括经口径路、经颈侧径路、经颈-腮腺径路、经下颌骨裂开径路、内镜辅助经口、内镜辅助经鼻径路和经口径路机器人手术（transoral robotic surgery，TORS）等。

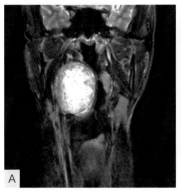
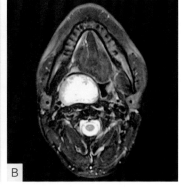

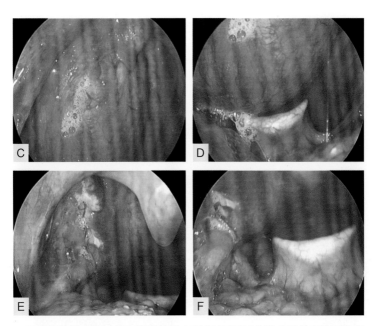

■ 咽旁间隙肿瘤通过经口径路机器人手术（TORS）治疗后的喉镜下表现（同一患者）

A~B. 右侧咽旁间隙肿物 MRI 表现；C~D. 右侧咽旁间隙肿瘤术前的喉镜检查见右侧咽侧后壁隆起（上达右侧口咽侧壁、向下至会厌水平，隆起明显、表面光滑、过中线），术后病理示神经鞘瘤；E~F. 手术后 3 天，右侧咽侧壁黏膜红肿、稍隆起（较术前改善），可见线头。

# 2.7 口咽及下咽恶性肿瘤

MALIGNANT TUMORS OF OROPHARYNX AND HYPOPHARYNX

## 2.7.1 扁桃体恶性肿瘤

MALIGNANT TUMOR OF TONSIL

扁桃体恶性肿瘤为口咽部常见恶性肿瘤，多发于男性。病因尚不清楚，可能与长期炎症刺激、咽角化症、黏膜白斑等癌前病变及吸烟、嗜酒有关。扁桃体表面被覆鳞状上皮，其内为淋巴组织，可发生相应的恶性肿瘤（如鳞状细胞癌、淋巴上皮癌及各种类型的恶性淋巴瘤等），以鳞状细胞癌为多见。

扁桃体恶性肿瘤早期无特异性特征，可表现为咽部不适、异物感、咽痛等，晚期咽痛加剧，可放射至同侧耳部，一侧扁桃体迅速肿大可导可致吞咽及呼吸困难，说话含糊不清。肿瘤表面溃破可有痰中带血。查体见一侧扁桃体肿大，呈结节状或菜花状，表面溃疡，也可表现为球形肿物，表面光滑。单侧扁桃体迅速肿大或溃疡，伴同侧颈部淋巴结肿大，无明显急性炎症者，应考虑是否为扁桃体恶性肿瘤，影像学检查有助于了解病变部位的大小及侵犯情况，必要时行扁桃体活检。

早期口咽癌可选择手术或单纯放疗，局部晚期口咽癌患者以综合治疗为主（口咽癌的 TNM 分期及治疗原则见附录 A2）。若口咽肿物病理为淋巴瘤，采用以化疗为主综合治疗方式。

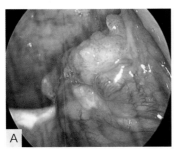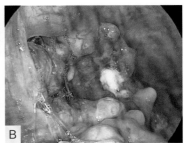

■ 扁桃体鳞状细胞癌的喉镜下表现

A. 左侧扁桃体新生物（血供丰富，局部呈菜花样改变）；B. 右侧扁桃体菜花样新生物（局部伴坏死伪膜样物）。

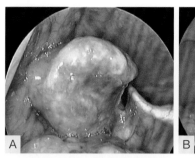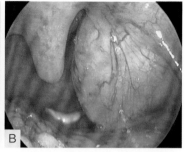

■ 扁桃体恶性肿瘤的喉镜下表现

A. 右侧扁桃体新生物，表面糜烂，术后病理示套细胞淋巴瘤；B. 左侧扁桃体明显肿大，近中线、表面光滑，术后病理示弥漫大 B 细胞淋巴瘤。

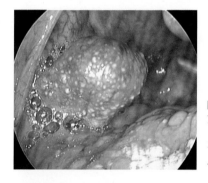

■ 扁桃体恶性肿瘤的喉镜下表现

可见右侧扁桃体类球形肿物、表面不平呈颗粒状，术后病理示扁桃体神经内分泌癌。

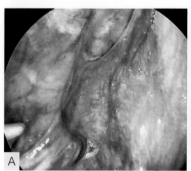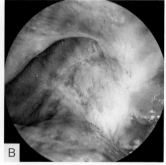

■ 左侧扁桃体鳞状细胞癌 TORS 治疗前后的喉镜下表现

A. 左侧扁桃体局部红肿、增生（术前），术后病理示鳞状细胞癌；B. 左侧扁桃体窝光滑、局部瘢痕（术后 3 个月）。

## 2.7.2 舌根部恶性肿瘤 ▶
MALIGNANT TUMOR OF TONGUE BASE

舌根恶性肿瘤属于口咽恶性肿瘤的范畴，可能与嗜好烟酒、人乳头状瘤病毒感染有关。病理类型以鳞状细胞癌为主，约占90%，其他还包括起源于小唾液腺的恶性肿瘤（如黏液表皮样癌、腺样囊性癌等）。

舌根癌早期无不适，或仅表现为口腔黏膜肿块或溃

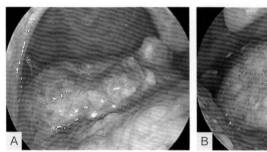
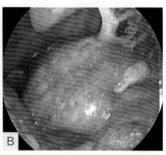

■ 舌根癌的喉镜下表现

A. 右侧舌根隆起新生物，近中线，术后病理学检查示鳞状细胞癌；B. 舌根部粗糙新生物，明显隆起、以左侧为主，术后病理示淋巴上皮癌。

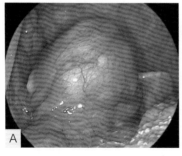
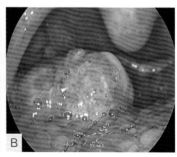

■ 舌根黏液表皮样癌的喉镜下表现

A. 右侧舌根明显隆起肿物，表明光滑、过中线；B. 右侧舌根菜花样新生物，接近中线。

疡。肿物增大后可出现相应的软组织破坏及功能障碍如疼痛、口臭、吞咽困难、说话含糊不清等。手术和放疗是舌根癌治疗的主要手段。预防措施包括改变不良的生活习惯、戒烟限酒、不要咀嚼槟榔、定期做口腔检查。若病理为淋巴瘤，采用以化疗为主的综合治疗方式。口咽鳞状细胞癌TNM 分期及治疗原则见附录 A2。

### 2.7.3 下咽恶性肿瘤

CARCINOMA OF HYPOPHARYNX

95% 以上下咽恶性肿瘤为鳞状细胞癌，肉瘤及恶性淋巴瘤少见。下咽癌因解剖部位不同分为梨状窝癌、环后区癌及下咽后壁癌。梨状窝癌最多见，其次为下咽后壁癌，环后区癌最少。下咽癌的病因仍不清楚，可能与吸烟、酗酒、营养不良、病毒感染、某些维生素或微量元素缺乏、某些工业性或职业性环境污染等有关，好发年龄为50~70 岁。

临床症状可表现为下咽部异物感，吞咽疼痛，疼痛初期较轻然后逐渐加重，吞咽不畅或进行性吞咽困难，肿瘤侵犯喉部累及声带、侵犯声门旁间隙或侵犯喉返神经时可引起声嘶，因声带麻痹、下咽组织水肿或肿瘤阻塞喉腔，在吞咽时唾液或食物可误入气管而引起呛咳，肿瘤组织坏死或溃疡时可出现痰中带血。约 1/3 的患者因颈部肿块为首发症状而就诊。下咽癌晚期患者常有贫血、消瘦、衰竭等恶病质表现。

早期下咽癌可选择单纯放疗或单纯手术，局部晚期下咽癌建议采用手术为主的综合治疗，具体 TNM 分期及治疗原则见附录 A3。因下咽位置隐蔽，临床发现时多为晚期肿瘤，因此预后较差。

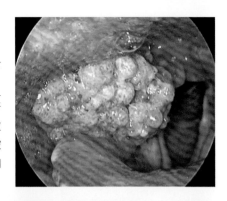

■ **梨状窝癌的喉镜下表现**

右侧梨状窝较大菜花样新生物,累及右侧披裂、披会皱襞及右侧咽会厌皱襞,术后病理示鳞状细胞癌。

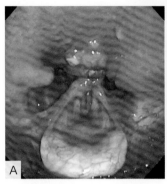 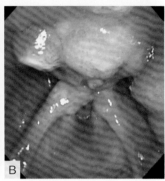

■ **下咽后壁癌的喉镜下表现**

A. 远景;B. 近景。可见下咽后壁较大新生物,术后病理示鳞状细胞癌。

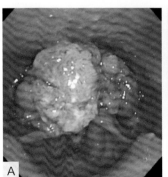 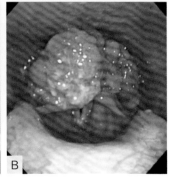

■ **环后癌的喉镜下表现**

A. 发音相;B. 吸气相。可见环后区巨大菜花样新生物,累及双侧梨状窝。双侧声带正中位固定,声门裂仅为一条细缝。

下咽恶性肿瘤治疗前后及随访示例如下图。

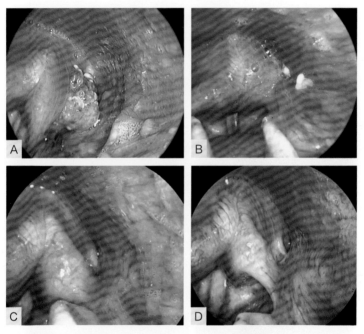

■ 梨状窝癌（内侧壁）手术治疗前后及随访的喉镜下表现

A. 左侧梨状窝内侧壁新生物、累及左侧梨状窝底（治疗前）；B. 术腔黏膜稍肿，见少许伪膜（术后1个月）；C. 术腔陈旧瘢痕、光滑（术后6个月）；D. 左侧梨状窝瘢痕、黏膜光滑，未见复发（术后2年）。

术式：梨状窝新生物切除，黏膜直接拉拢缝合。

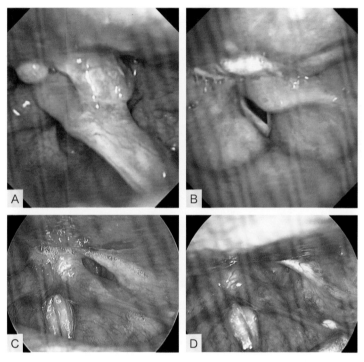

**■ 梨状窝癌（内侧壁）手术切除+修复膜修复前后及随访的喉镜下表现**

A. 左侧梨状窝内侧壁新生物（术前）；B. 术腔红肿，鼻饲管在位（术后3天）；
C. 术腔陈旧瘢痕、光滑（术后6个月）；D. 术腔瘢痕、黏膜光滑，未见复发
（术后2年）。

术式：部分下咽切除+修复膜修复。

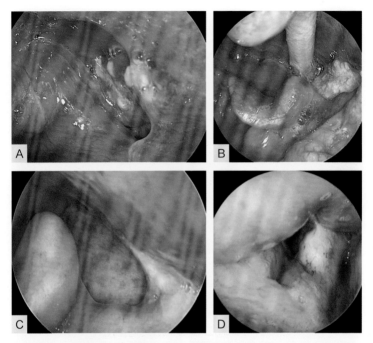

■ 梨状窝癌（外侧壁）手术切除＋前臂皮瓣修复治疗前后及随访的喉镜下表现

A. 双侧披裂略肿，左侧梨状窝新生物、以后壁和外侧壁为主（治疗前）；B. 喉腔黏膜肿，皮瓣在位、色泽好，鼻饲管在位（术后 3 天）；C 和 D. 左侧喉腔黏膜光滑，皮瓣生长良好（术后 3 个月）。

术式：部分下咽切除＋前臂皮瓣修复。

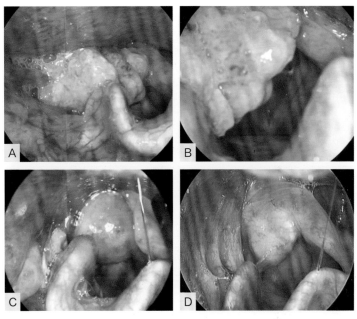

■ 梨状窝癌（外侧壁）手术切除+锁骨上皮瓣修复治疗前后及随访的喉镜下表现

A~B. 术前见右侧梨状窝较大新生物占据、累及梨状窝四周及右侧披裂，向上接近会厌右侧边缘、向内累及右侧披会皱襞内侧，双侧声带活动好（治疗前）；C. 右侧披裂及右侧喉咽黏膜肿胀，皮瓣生长良好（术后1个月）；D. 右侧喉咽侧壁瘢痕、光滑，皮瓣黏膜化（术后1年）。

术式：部分下咽切除+锁骨上皮瓣修复。

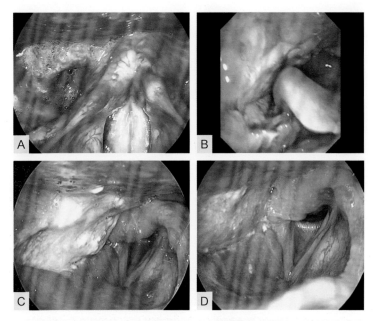

■ 梨状窝癌（外侧壁）手术切除+胸大肌皮瓣修复治疗前后及随访的喉镜下表现

A. 右侧梨状窝外侧壁及后壁新生物（治疗前）；B. 术腔黏膜肿胀、皮瓣色泽好，见线头（术后3天）；C. 右侧披裂肿胀，右侧喉咽略肿、皮瓣生长良好（术后1个月）；D. 右侧喉咽表面光滑，皮瓣逐渐黏膜化（术后3个月）。

术式：部分下咽切除+胸大肌皮瓣修复。

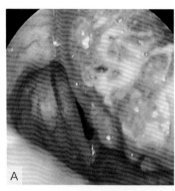 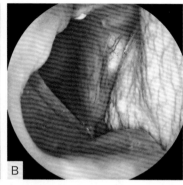

**■ 梨状窝癌手术切除+颏下瓣修复治疗前后的喉镜下表现**

A. 左侧披裂外侧较大新生物（治疗前）；B. 皮瓣生长良好（术后3个月）。

术式：部分喉部分下咽切除+颏下瓣修复。

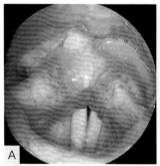 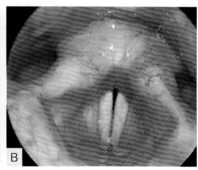

**■ 环后区癌诱导化疗+靶向药物治疗前后的喉镜下表现**

A. 硬质咽喉内镜检查见环后区新生物（治疗前）；B. 右侧披裂及环后区黏膜略肿，肿物明显消退（治疗后）。

治疗方案：TPF（紫杉醇、顺铂、氟尿嘧啶）诱导化疗+靶向药物（西妥昔单抗，2个疗程）。

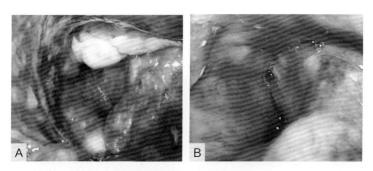

**■ 梨状窝癌诱导化疗+免疫治疗前后的喉镜下表现**

A. 右侧梨状窝新生物；B. 诱导化疗+免疫治疗（卡瑞利珠单抗）后右侧梨状窝肿物明显消退。

下咽恶性肿瘤其他病理类型如下图。

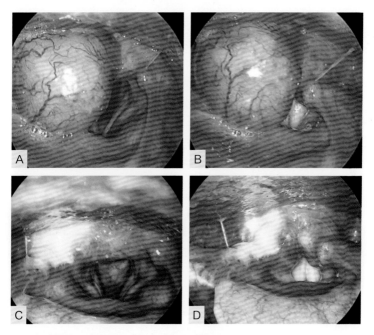

**■ 下咽弥漫大 B 细胞淋巴瘤治疗前后的喉镜下表现**

A~B. 右侧披裂及披会皱襞处巨大球形光滑肿物，遮挡右侧梨状窝，双声带活动好（治疗前）；C~D. 右侧披裂及披会皱襞略红肿、外侧附白色伪膜样物，双声带活动好（术后 1 周）。

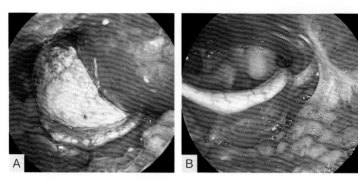

■ **下咽滑膜肉瘤治疗前后的喉镜下表现**

A. 左侧喉咽侧壁及后壁较大肿物、基底不明确，表面附大片黄白色坏死伪膜样物，与会厌喉面紧贴，声门区及左侧梨状窝无法暴露（治疗前）；B. 左侧喉咽侧壁瘢痕、光滑（术后1年）。

# 喉部疾病

LARYNGEAL DISEASES

# 3.1 先天性疾病与畸形

CONGENITAL DISEASES AND DEFORMITIES

## 3.1.1 先天性喉蹼

CONGENITAL WEBS

先天性喉蹼为喉腔内有一先天性膜状物，厚薄和长度各不相同，按发生部位分为声门上喉蹼、声门间喉蹼和声门下喉蹼3型，以声门间喉蹼最为常见，绝大多数发生在双侧声带前中部。

婴幼儿喉蹼较小者，可无症状或出现哭声低哑，喉蹼较大者可出现喉喘鸣、呼吸困难、失声等，上述症状常在哭闹或发生呼吸道感染时加重。较大儿童或成人喉蹼一般无明显症状，有时可有声音嘶哑或发声疲倦感，活动时有呼吸不畅感。

无明显症状者可不予治疗，声嘶明显或影响呼吸者需行手术治疗。

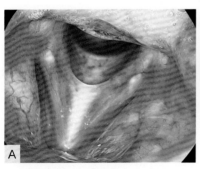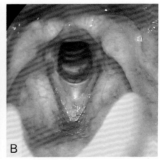

■ 先天性喉蹼的喉镜下表现

A. 声门区薄膜状物（成人）；B. 双侧声带前段薄膜状物（儿童）。

## 3.1.2 会厌畸形

EPIGLOTTIC MALFORMATION

会厌畸形可为先天性或疾病及手术后发生。先天性会厌畸形较为罕见，主要为分叉畸形和缺损畸形，会厌缺失极为罕见。喉部疾病如喉结核可导致会厌缺损，有些喉部手术亦可致会厌畸形。

不严重的会厌畸形可无临床症状，有些会厌畸形因缺乏阻抑，在吞咽时可产生误咽和呛咳。先天性会厌畸形亦可伴有其他部位的先天性畸形，如先天性声门下狭窄、先天性喉囊肿及手足畸形等。

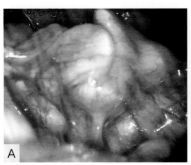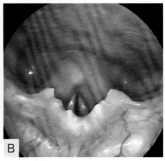

■ 会厌畸形的喉镜下表现

A. 先天性会厌分叉；B. 喉结核感染导致会厌部分缺损。

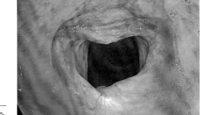

■ 会厌畸形的喉镜下表现

声门上型喉癌水平半喉切除术后会厌缺如。

一般无症状的会厌畸形可不予治疗，症状严重或伴有其他喉部严重畸形者可行手术治疗。

### 3.1.3 先天性喉气囊

CONGENITAL LARYNGOCELE

先天性喉气囊是与喉腔相通的喉室附器与喉小囊为一充满气体的扩张囊腔，发病机制不明。该气囊可以向上沿血管神经束形成局限于室带和披会皱襞水平的囊腔（内源性），也可向外经舌甲膜形成囊腔（外源性），亦有两者均有的混合型。

喉气囊临床表现主要取决于囊肿的大小、部位以及患者年龄。可无明显症状或有咽喉部梗阻感，囊肿较大者可影响呼吸或吞咽。婴幼儿常有声嘶、哭声微弱，儿童或成人鼓起时有气性肿物。

临床上可通过喉镜检查配合颈部 B 超、CT/MRI 检查来诊断。在喉镜下可见喉室部位的光滑囊性物、不同时期检查可时大时小。直接喉镜下用空针抽吸出气体可确定诊断。无明显症状的喉气囊无须治疗，症状严重者需行手术切除。

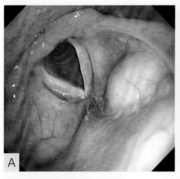
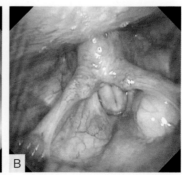

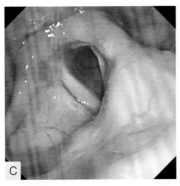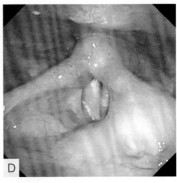

■ 不同时期喉气囊肿的喉镜下表现（同一患者）

A. 左侧喉室部位气囊肿大期（吸气相）；B. 左侧喉室部位气囊肿大期（发音相）；C. 左侧喉室部位气囊缩小期（吸气相）；D. 左侧喉室部位气囊缩小期（发音相）。

# 3.2 喉部普通炎性疾病

COMMON INFLAMMATORY DISEASES OF LARYNX

## 3.2.1 急性会厌炎

ACUTE EPIGLOTTITIS

急性会厌炎是以声门上区会厌为主的急性炎症，是耳鼻咽喉科急重症之一，病情发展迅速，可引起上呼吸道梗阻而窒息死亡。儿童和成人均可发病，病因包括感染、创伤、变态反应等。主要病理改变为会厌舌面充血肿胀，炎症可延及双咽侧壁、披会皱襞、披裂或室带，但很少侵及声带，一般也不会向声门下扩展。

急性会厌炎起病急，咽喉部疼痛剧烈，吞咽时加剧，因会厌肿胀，患者多有吞咽梗阻感，严重者可引起呼吸困难甚至窒息。全身中毒症状包括畏寒、发热、头痛、乏力等，多数患者体温在 38~39℃，老人和儿童全身症状相对更重。

　　治疗以保持呼吸道通畅和抗感染为原则。由于急性会厌炎病情险恶，可迅速发生呼吸道阻塞，故一旦确诊，应收入住院、密切观察，并做好气管切开的准备（气管切开适应证见附录 A5）。对有剧烈咽喉疼痛，口咽检查无明显异常，或口咽部虽有炎症但不足以解释其严重症状者，应常规行间接喉镜检查，以免漏诊。

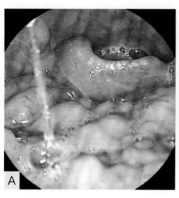
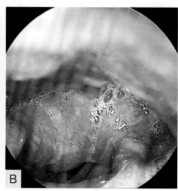

■ 急性会厌炎治疗前后的喉镜下表现

会厌舌面及双披裂高度水肿，声门暴露不全，双梨状窝受挤压，暴露不全。

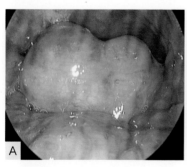
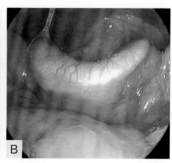

■ 急性会厌炎治疗前后的喉镜下表现

A. 会厌舌面充血肿胀（治疗前）；B. 会厌舌面充血肿胀消退（治疗后1周）。

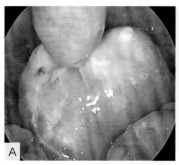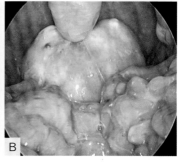

■ 会厌脓肿的喉镜下表现

可见会厌充血、增厚，可见脓性物蓄积。

## 3.2.2 急性喉炎
### ACUTE LARYNGITIS

急性喉炎是以声门区为主的喉黏膜急性弥漫性炎症，多发于冬春两季。病因包括：感染、吸入有害气体、创伤等。

急性喉炎主要症状为声嘶，轻者发声时音调变低、变粗，重者仅能耳语或完全失声，还可有喉痛、咳嗽咳痰等。成人全身症状通常较轻，儿童较重。急性喉炎可为急性鼻炎或急性咽炎的下行感染，故常伴有鼻塞、流涕、咽痛等症状。

儿童急性喉炎需抗炎消肿治疗，呼吸困难严重者可行气管切开术。成人急性喉炎最主要治疗措施为禁声休息，不发声或少发声。声带充血肿胀显著者用糖皮质激素雾化吸入可加速炎症消退。有细菌感染时应全身使用抗生素。此外应保持室内空气流通，多饮热水，戒烟酒等。部分成人急性喉炎有声带白色渗出物，需与声带白斑相鉴别，一般不做手术处理。

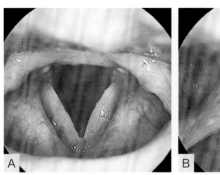
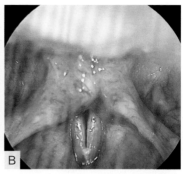

■ 急性喉炎的喉镜下表现

双侧声带充血、水肿，发音相裂隙。

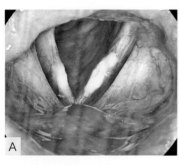
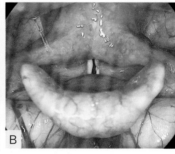

■ 急性喉炎的喉镜下表现

双侧声带红肿、前中段附着伪膜，发音相不规则裂隙。

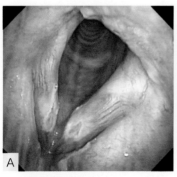
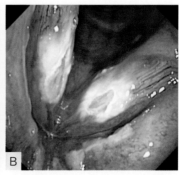

■ 急性喉炎的普通白光和 NBI 内镜下表现对比

A. 双侧声带弥漫性充血水肿、前中段表面附有黏性分泌物及白色伪膜样物；

B. NBI 内镜下病变表面未见异常微血管。

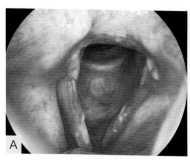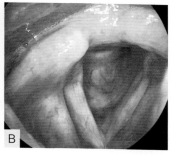

■ 急性喉炎治疗前后的喉镜下表现

A. 双侧声带红肿、前中段附伪膜（治疗前）；B. 双侧声带光滑、活动好（治疗后 2 周）。

### 3.2.3 慢性喉炎

CHRONIC LARYNGITIS

慢性喉炎是指喉部黏膜的慢性炎性病变，可累及黏膜下层及喉内肌，多发于成人。慢性喉炎多认为与喉部受到长期持续性的刺激有关，如急性喉炎反复发作、长期用声过度或发声不当、鼻腔鼻窦及咽部感染、下呼吸道慢性炎症、喉咽反流等。因病变程度和临床特点的不同可分为慢性单纯性喉炎、慢性肥厚性喉炎和慢性萎缩性喉炎。慢性萎缩性喉炎常见于老年人。

慢性喉炎主要症状为声音嘶哑，初起为间歇性，逐渐加重或成为持续性。喉部分泌物增加并常有不适感如刺痛、异物感、干燥感等，患者常干咳以缓解喉部不适。干燥性喉炎患者可有少量稠痰块咳出。

治疗慢性喉炎的关键为去除病因，避免长时间用声、纠正发声方法、改善工作环境、戒除烟酒等。口服中成药有金嗓散结丸、甘桔冰梅片、西吡氯铵含片、银黄含片等。有胃食管反流者需应用抑酸药物治疗。

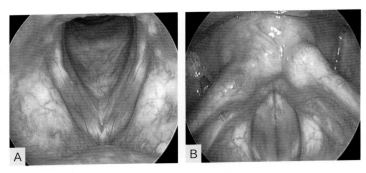

■ 典型慢性喉炎的喉镜下表现

双侧声带慢性充血，活动度好。

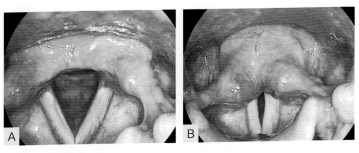

■ 老年慢性萎缩性喉炎喉镜下表现

声带黏膜表面欠水润伴浅沟样改变，发音相闭合不全。

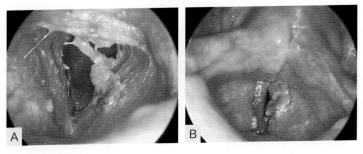

■ 典型干燥性喉炎的喉镜下表现

双侧声带、披裂间区及声门下黏膜可见较多黄褐色干痂，双侧声带红肿，发音相闭合不全。

## 3.2.4 声带小结

Vocal Nodules

声带小结是慢性喉炎的一种特殊类型，也叫"喊叫者小结""歌唱者小结"。好发于儿童及用声较多的职业人群（如教师、销售等）。引起慢性喉炎的各种病因均可引起声带小结，包括用声不当、用声过度、炎症等。

临床表现早期为间歇性声嘶，发高音时尤为明显，随病情发展声嘶逐渐加重，由间歇性变为持续性。喉镜下观察典型声带小结多位于双侧声带游离缘前中 1/3 交界处，呈对称的灰白色小结节突起。

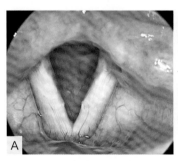
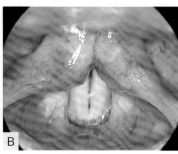

■ 典型声带小结的喉镜下表现

双侧声带前中 1/3 黏膜增厚、稍凸起。

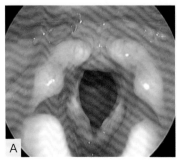
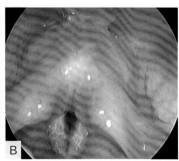

■ 儿童声带小结喉镜下表现

双侧声带前中段黏膜增厚、突起。

儿童声带小结治疗方法包括禁声休息、嗓音训练及药物治疗，一般不进行手术治疗。成人声带小结早期经保守治疗及嗓音训练后常可变小或消失，常用治疗药物有金嗓散结丸、黄氏响声丸、甘桔冰梅片、爽声冲剂（五官科医院自制药）等。

### 3.2.5 声带息肉
VOCAL CORD POLYPS

声带息肉是声带任克间隙的局限性水肿，与大量吸烟饮酒及长期用声不当或用声过度有关。多见于职业用声或用声过度人群，如歌唱演员、教师等，也常继发于上呼吸道感染，在有上呼吸道炎症存在的基础上滥用声带发声容易发生声带息肉。

主要症状为声音嘶哑，声嘶程度与息肉大小及位置有关。息肉较大或息肉位于声带游离缘处，声嘶多较重；息肉位于声带表面者声嘶较轻；息肉垂于声门下腔常伴有咳嗽；巨大声带息肉还可造成喉阻塞（附录 A4）。一般单侧多见，亦可两侧同时发生，多见于声带边缘前中 1/3 交界

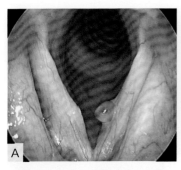
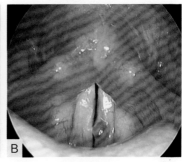

■ 典型声带表面息肉的喉镜下表现

左侧声带前中段息肉样物突起，右侧声带对应处黏膜增厚。

处，色灰白或淡红，偶有紫红色，可带蒂也可基底较宽。少数病例一侧为息肉，对侧为小结。

　　病变较小可试用药物治疗，如金嗓散结丸、黄氏响声丸。若病变较大建议手术切除，如显微喉镜下单纯微创器械手术或 $CO_2$ 激光及 KTP 激光手术等。术后建议戒烟酒及行嗓音训练，恢复正常用嗓习惯以防止复发。

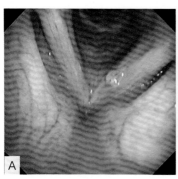
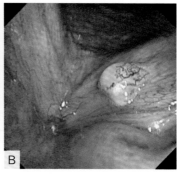

■ 声带息肉的 NBI 内镜下表现（同一患者）

A. 普通白光下见左侧声带前段边缘突起，表面光滑；B. NBI 内镜下病变表面微血管扩张。

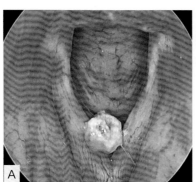
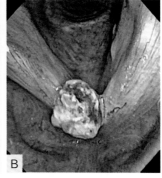

■ 不典型声带息肉的喉镜下表现（同一患者）

A. 普通白光下见右侧声带中段边缘灰白色肿物、表面糜烂；B. NBI 内镜下病变表面微血管形态破坏。

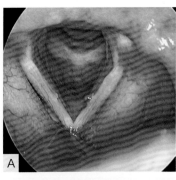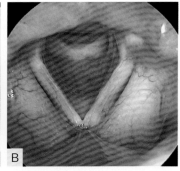

■ 声带息肉的 KTP 激光治疗前后的喉镜下表现

A. 左侧声带中段边缘息肉样物突起，右声带对应处黏膜稍增厚（术前）；B. 双侧声带光滑（术后 6 周）。

## 3.2.6 声带任克水肿

REINKE'S EDEMA OF THE VOCAL CORDS

声带任克水肿为任克间隙全程慢性黏膜下高度水肿，与吸烟、过度用声和喉咽反流有关，尤其是吸烟，烟龄越长，任克水肿越严重，部分女性可能与激素水平有关。

主要症状为声音低沉、嘶哑、说话易疲劳。严重的任克水肿可影响呼吸导致喉阻塞（附录 A4）。喉镜下见一侧或双侧声带呈鱼腹状肿胀、半透明，声带松弛下垂，水肿无力，表面光滑，肿胀向前累及前连合，向后累及声带突，部分任克水肿可出现鳞状上皮增生甚至不典型增生。

治疗方法主要为手术切除，双侧术后可能产生声带粘连，需术前与患者沟通告知。术后告诫患者应戒烟，戒烟对任克水肿的治疗起关键作用，此外术后需行嗓音训练以帮助恢复正常嗓音。

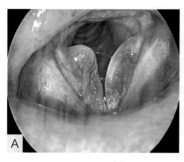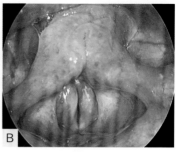

■ **典型声带任克水肿的喉镜下表现**

双侧声带水肿肥厚呈鱼腹状。

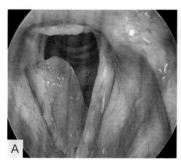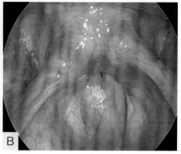

■ **单侧声带任克水肿的喉镜下表现**

右侧声带水肿肥厚呈鱼腹状，左侧声带慢性充血。

# 3.3 其他非肿瘤性疾病

OTHER NON-NEOPLASTIC DISEASES

## 3.3.1 会厌囊肿

EPIGLOTTIC CYST

会厌囊肿由会厌黏液腺管受阻塞导致黏液潴留所形成。会厌舌面富含腺体，因炎症或机械性阻塞可使黏液腺管受阻而致黏液潴留，少数由先天性畸形、外伤或其他肿瘤囊性变所致。

会厌囊肿的症状因囊肿大小而异，小者多无自觉症状，通常在喉镜检查时发现，少数患者可有咽部异物感，大者可引起吞咽不适或咳嗽，还可发生喉阻塞或窒息。继发感染可出现喉痛、吞咽困难、呼吸困难等。

囊肿较小者可定期随访，大者宜激光或等离子手术切除。囊壁一般较薄，触之有波动感，用注射器可抽吸出黏稠内容物，色乳白或褐色，如继发感染则为脓液。

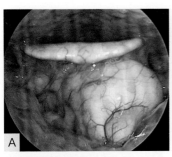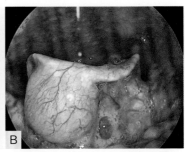

■ 会厌囊肿的喉镜下典型表现

A. 会厌舌面偏左侧可见较大半球形淡黄色肿物；B. 会厌舌面偏右侧可见球形囊肿样物。

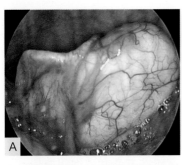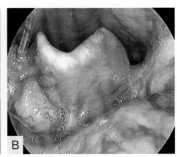

■ 会厌囊肿 $CO_2$ 激光前后喉镜下表现

A. 会厌舌面左侧较大淡黄色肿物（术前）；B. 会厌左侧黏膜稍肿（术后1个月）。

### 3.3.2 声带囊肿 ▶
#### VOCAL CORD CYST

声带囊肿的发病原因尚不十分明确，可能与炎症或过度用声造成声带游离缘下方的黏液腺堵塞有关，表现为声带局部囊性隆起。

声带囊肿可引起不同程度的声音嘶哑，随囊肿增大声嘶可逐渐加重，但有时囊肿可自行破裂，导致囊肿突然消失，而过后又慢慢出现，因为黏液腺分泌物又重新聚集于囊袋而形成新的囊肿。

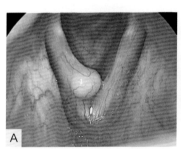
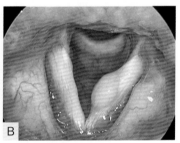

■ 声带囊肿的喉镜下典型表现

A. 右侧声带前中段囊肿样物；B. 左侧声带中段囊肿样物。

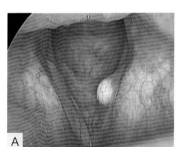
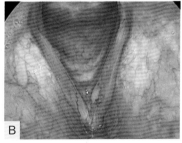

■ 声带囊肿手术治疗前后的喉镜下表现

A. 左侧声带中段囊肿（术前）；B. 左侧声带略肿胀（术后 2 周）。

声带囊肿好发于单侧声带中 1/3，呈圆形或椭圆形。病变不在黏膜表面，而是位于声带任克层。治疗宜手术切除，可行显微喉镜下单纯微创器械手术或 $CO_2$ 激光手术破坏其基底部以减少复发。

### 3.3.3 室带囊肿
FALSE VOCAL CORD CYST

室带囊肿不常见，发病原因尚不明确，可能与慢性炎症导致黏液腺堵塞所致。室带囊肿可无症状或有异物感。

喉镜下表现为一侧或双侧室带前中部淡黄色半球形隆起，表面光滑，囊壁柔软，内含乳白色或淡褐色糊状物。室带囊肿一般无明显症状，随囊肿增大可能有咽喉部不适、异物感，需要与喉部其他良性肿瘤相鉴别。囊肿较大者建议手术治疗。

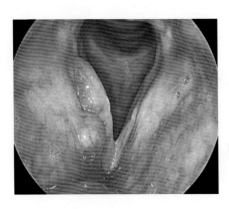

■ 室带囊肿的喉镜下表现
右侧室带前段淡黄色光滑肿物突起。

### 3.3.4 其他部位喉囊肿
LARYNGEAL CYSTS IN OTHER PARTS

喉部其他部位如披裂、披会皱襞、喉前庭等亦可出现囊肿。临床症状根据囊肿部位、大小而不同，披裂囊肿的发生可能与胃食管反流有关。

喉镜下可见相应部位淡黄色隆起，表面光滑，囊壁柔软，内含乳白色或淡褐色糊状物。如无症状可不予治疗，症状严重者可行手术切除。

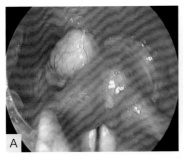 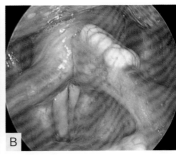

■ 披裂囊肿的喉镜下表现

A. 右侧披裂外侧半球形淡黄色肿物；B. 左侧披裂会皱襞外侧数个淡黄色肿物融合。

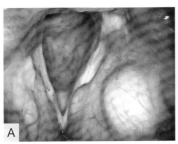 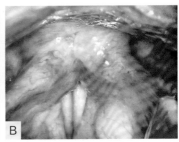

■ 喉前庭囊肿的喉镜下表现

左侧喉前庭、左侧室带前段淡黄色肿物。

### 3.3.5 声门下囊肿

SUBGLOTTIC CYST

声门下囊肿少见，其为炎症或机械因素使黏液腺管受阻所致。囊肿较小者多无明显症状，囊肿较大者可引起异物感、咳嗽等不适。

喉镜下表现为声门下半球形淡黄色肿物，表面光滑。囊肿较小且无症状者可定期随访，大者宜手术切除。

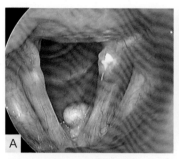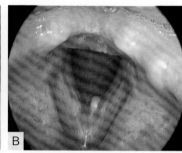

■ **声门下囊肿的喉镜下表现**

A. 可见前连合下方偏左球形淡黄色肿物，左侧声带突局部组织增生；B. 左侧声门区下方半球形淡黄色肿物。

### 3.3.6 咽喉反流性疾病

REFLUX PHARYNGITIS

咽喉反流性疾病是指一组因胃内容物反流到咽喉部，刺激损伤咽喉部黏膜并引起相应的炎性疾病。反流的物质既可直接刺激咽喉黏膜引起损伤，也可刺激远端食管，引起慢性咳嗽和反复清嗓，从而对声带黏膜造成损伤。

患者出现咽异物感、声嘶、慢性咳嗽、咽痛、咽部黏性分泌物增多、咽干等症状。喉镜下可表现为声带后端肉芽肿伴杓间黏膜肥厚、双侧梨状窝淋巴组织增生、双侧披裂水肿/囊肿、环后区黏膜红斑等。一旦肉芽肿形成则难在短期内彻底治愈。

治疗宜给予抑酸剂联合生活方式改变，药物多采用质子泵抑制剂。生活方式改变包括避免进食过饱、不要睡前进食、抬高床头、戒烟酒浓茶咖啡及高脂食物、减重等。

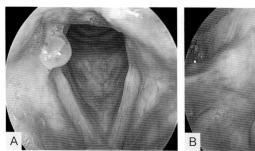
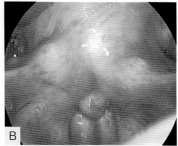

■ 反流相关咽喉炎的喉镜下表现

可见右侧披裂内侧肉芽肿。

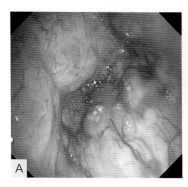
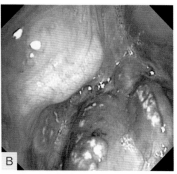

■ 反流性咽喉炎的 NBI 内镜下表现

A. 普通白光下见左侧梨状窝局部淋巴组织增生；B. NBI 内镜下可见病变表面未见异常微血管扩张。

常见一侧或双侧梨状窝淋巴组织样增生。

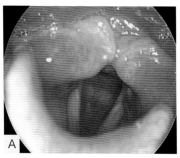
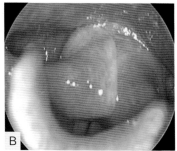

■ 咽喉反流的喉镜下表现

可见双侧披裂黏膜充血、略肿胀。

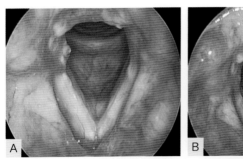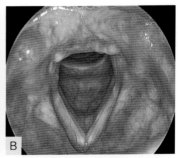

■ 咽喉反流相关喉部肉芽肿药物（抑酸剂）治疗前后的喉镜下表现

A. 右侧声带突局部组织增生（治疗前）；B. 双侧声带光滑、活动好（药物治疗3个月后）。

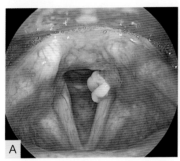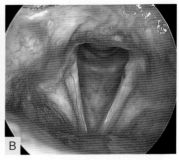

■ 咽喉反流相关喉部肉芽肿药物治疗无效行 KTP 激光手术治疗前后的喉镜下表现

A. 左侧声带突有分叶状肉芽肿（术前）；B. 双侧声带光滑、活动好（术后1年）。

### 3.3.7 声带沟

VOCAL CORD SULCUS

声带沟是指膜性声带上有一条与声带游离缘相平行的浅沟，长短深浅不一，可位于单侧或双侧。本病不多见，病因尚不十分清楚，可由创伤、感染或先天性声带发育异常所致。声带沟的形成对声带黏膜的运动造成障碍，出现不同程度的发声障碍。

临床症状不一，多因发声困难加重而就诊，病史常可追溯至幼年。大多数患者有典型的特殊声调，表现为声音单调、男声高调、强度弱、音色沉闷、发声易倦、唱声走调、传声不远、音域窄等。

声带沟位于声带表面、游离缘或下方，可见声带缘沟样凹陷，宽的声带沟易于观察，一般几乎累及声带全长，沟底黏膜萎缩，与声韧带粘连。发音相双声带常闭合不全。主要治疗方式是显微喉镜下手术治疗加嗓音训练。嗓音训练一般在术后进行。

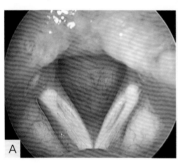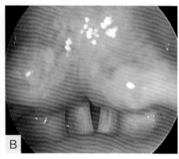

■ 声带沟的喉镜下表现

A. 呼吸相，双侧声带边缘可见沟状改变；B. 发音相，双侧声带闭合不全、梭形裂隙。

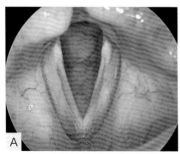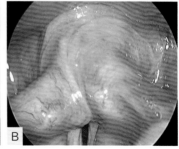

■ 声带沟的喉镜下表现

A. 呼吸相，双声带边缘可见沟状改变；B. 发音相，双声带闭合不全、不规则裂隙。

### 3.3.8 喉淀粉样变

Amyloidosis of the Larynx

喉淀粉样变是指在喉部组织中出现淀粉样蛋白沉着的一种病变。病因不明,可能与慢性炎症、新陈代谢紊乱或自身免疫紊乱有关。

喉淀粉样变病程进展通常比较缓慢,常见症状为声音嘶哑,可伴有喉部不适、干燥感及咳嗽,病变范围广泛者可发生呼吸困难甚至窒息。

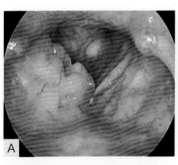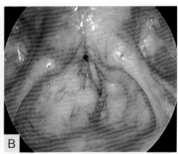

■ 典型喉淀粉样变的喉镜下表现

可见双侧喉前庭、室带淡黄色组织增生(右侧显著),形态不规则,表面尚光滑,遮挡右侧声带。

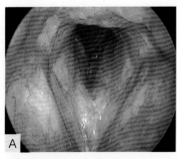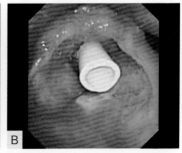

■ 喉淀粉样变的喉镜下表现

A. 双侧声门下淡红色组织增生、气道变窄(术前);B. 病变切除后,防止喉狭窄放置 T 管(术后)。

喉淀粉样变可呈弥漫性上皮下浸润，外观为橘黄色或暗红色，检查可见新生物位于声带、声门上或声门下。目前尚无特效药物，主要治疗方法为手术切除，病变广泛者需行喉裂开术，手术要避免损伤环状软骨及预防术后粘连，有呼吸困难者需行气管切开术。

### 3.3.9 声带黏膜下出血
SUBMUCOSAL HEMORRHAGE OF VOCAL CORD

声带黏膜下出血较少见，多在声带突然紧张用力时发生，非外界暴力所致喉部出血或血肿，常在谈话、唱歌、喊叫、咳嗽或喷嚏时突然在声带剧烈运动中发生，或用力举重物时声门紧闭，喉部突然紧张用力所致。

临床表现为突然出现的发声困难、轻度声嘶、喉部疼痛、发音易疲劳等症状，数周后可自行消退。

喉部检查可见一侧或两侧声带上有不规则鲜红或紫红色瘀斑，似黏附于声带表面的血块，但咳嗽不能将其清除。治疗方式主要为禁声休息、对症处理。

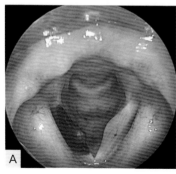 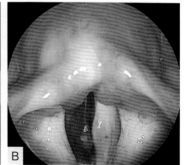

■ 声带黏膜下出血的喉镜下典型表现

右侧声带紫红色、前中 1/3 稍突起，左侧声带边缘广基息肉。

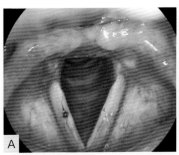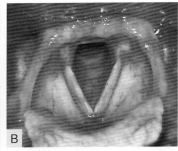

■ 声带表面血管扩张 KTP 激光治疗前后的喉镜下表现

A. 右侧声带中段表面红色球形突起（术前）；B. 双侧声带光滑，活动好（术后1 个月）。

## 3.4 嗓音及声带运动障碍性疾病
### DISORDERS OF THE VOICE AND VOCAL CORD MOVEMENT

### 3.4.1 痉挛性发声障碍
#### SPASMODIC DYSPHONIA

痉挛性发声障碍由于发声时以甲杓肌为主的内收肌突发非随意收缩或痉挛引起声门关闭时过度内收，导致声带停止振动，表现为发声时音质紧张、中断、颤抖，呈痉挛样发声。可分为内收肌痉挛性发声障碍和外展肌痉挛性发声障碍。由于有不同的控制障碍，两类痉挛性发声障碍的病症有所不同。内收肌痉挛性发声障碍比外展肌痉挛性发声障碍更常见。

诊断以主观评价为基础，结合临床表现来判断。喉镜检查常为正常，需结合声学测试检查（声学测试报告模板见附录 A6）。口服药物对痉挛性发声障碍起辅助作用，首选治疗方式为喉肌内注射肉毒毒素，治疗效果可持续 3~6个月，需反复注射。此外还可通过语言训练，降低音量，减慢说话速度等增进患者的沟通能力。

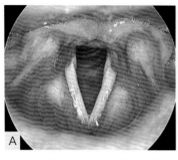 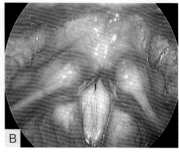

■ 痉挛性发声障碍在频闪喉镜下表现

A. 吸气相；B. 发音相。

可见双侧声带光滑，活动好。声带闭合完全。基频为 280Hz 左右，部分基频在 500Hz 以上。双侧声带振幅正常。双侧声带黏膜波正常、规则，对称。双侧声带无僵硬。声门上代偿左右距正常，前后距正常，无黏膜波动。

## 复旦大学附属眼耳鼻喉科医院声学测试报告（成人）

姓名：　　　　　性别：女　　　　年龄：24 岁　　　　日期：2021-11-24
住院号：　　　　病区：　　　床位：
主诉：声音震颤、不连续 2~3 年，半年前曾在外院行肉毒素治疗，1 次
职业：　　　　　联系电话：
病史：2021-11-24 动态喉镜
* 吸烟史　有　　　　　* 饮酒史　有　　　　　* 消化系统疾病史　无
* 胃酸反流　无　　　　* 过敏　　无　　　　　* 鼻炎　　　　　　无
* 嗓音滥用　有　　　　* 喉镜信息　有
最长发声时间（MPT）=18.23s　　　　（参考值 10s）
基频（$F_0$）=272.05Hz　　　　　　　（参考值 170~270Hz）提示音调偏高
基频微扰（Jitter）=　　0.25　%　　（参考值 0.5%）
振幅微扰（shimmer）=　1.33　%　　（参考值 3%）
音强 = 80　　dB　　　　　　　　　　（参考值 79dB）
* 最低音基频 =196　　Hz　　　　　　* 最高音基频 =622.25Hz
* 基频范围 =426.25　　　　Hz　　　*$s$ 时长 =12.49s　　　*$z$ 时长 =9.6s
*s/z＝1.30　　　　　　　　　　　　（参考值 0.63~1.35s）
信号类型：Ⅰ（音高、音强稳定连续）Ⅱ（音高、音强有波动）
　　　　　Ⅲ（不连续、不规则）
嗓音障碍指数量表（VHI-10）：总分　118（功能：40　生理：40　情感：38）
反流症状指数评分量表（RSI）：总分　31　（参考值 13）
GRBAS 分级（0 正常；1 轻度异常；2 中度异常；3 严重异常）
$G_1$　；$R_0$　；$B_0$　；$A_0$　；$S_1$（元音）
$G_1$　；$R_0$　；$B_1$　；$A_0$　；$S_1$（言语）
本报告仅供医师参考
　　　　　　　　　　　　　　　　　　　　检查医生：

■ 痉挛性发声障碍患者的声学测试报告示例

### 3.4.2 声带麻痹
LARYNGEAL PARALYSIS

　　声带麻痹可由中枢神经系统、周围神经系统或肌肉关节疾病引起。常见中枢性疾病有脑出血、脑梗死、脑肿瘤、脑外伤等。周围性病因更多见，常见疾病有颅底骨折、颈部外伤、甲状腺手术、鼻咽癌、甲状腺肿瘤、肺癌、食管癌等。由于左侧迷走神经与喉返神经行径长，故左侧发病者较右侧多。

　　声带麻痹的临床症状因损伤程度、声带的位置及喉功能的代偿程度而异。如单侧喉上神经麻痹，声音低沉、粗糙，不能发高音；双侧喉上神经麻痹可伴有因食物、唾液误吸而引起的呛咳；单侧喉返神经麻痹表现为不同程度声音嘶哑、说话易疲劳、气息声，声门闭合不全，经对侧声带代偿后也可无明显症状；双侧喉返神经麻痹，患者发音低哑无力，不能持久，可出现耳语声，并伴有不同程度的呼吸困难。

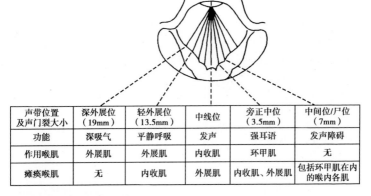

| 声带位置及声门裂大小 | 深外展位（19mm） | 轻外展位（13.5mm） | 中线位 | 旁正中位（3.5mm） | 中间位/尸位（7mm） |
|---|---|---|---|---|---|
| 功能 | 深吸气 | 平静呼吸 | 发声 | 强耳语 | 发声障碍 |
| 作用喉肌 | 外展肌 | 外展肌 | 内收肌 | 环甲肌 | 无 |
| 瘫痪喉肌 | 无 | 内收肌 | 外展肌 | 内收肌、外展肌 | 包括环甲肌在内的喉内各肌 |

■ 声带麻痹的各种位置示意图

　　在喉镜下可见各型声带瘫痪，麻痹声带可位于不同位置。喉上神经麻痹时，声带皱缩、边缘呈波浪形，活动仍正常。喉返神经不完全麻痹时，患侧声带居旁正中位，外展受限。喉返神经完全麻痹时，患侧声带固定于旁正中位。混合性喉神经麻痹（喉上及喉返神经全部麻痹）时，患侧声带固定于中间位。

　　治疗方面对有明确病因者应给予相应的治疗，积极解除病因；引起呼吸困难者要尽早行气管切开术；药物和手术治疗可能对喉返或喉上神经的恢复起治疗作用。

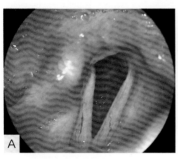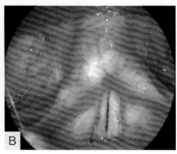

■ 右侧声带麻痹的喉镜下表现

A. 呼吸相；B. 发音相。

可见右侧声带固定于中线位。

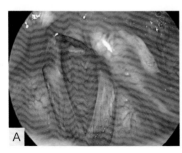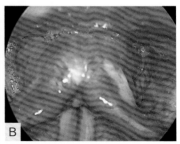

■ 左侧声带麻痹的喉镜下表现

A. 呼吸相；B. 发音相。

左侧声带固定于旁正中位。

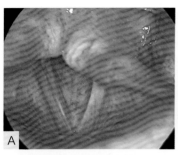
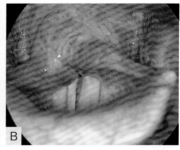

■ 左侧声带麻痹的喉镜下表现

A. 呼吸相；B. 发音相。

左侧声带固定于轻外展位。

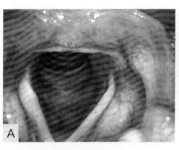
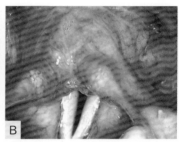

■ 左侧声带麻痹的喉镜下表现

A. 呼吸相；B. 发音相。

左侧声带固定于外展位、内收受限。

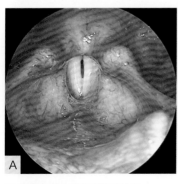
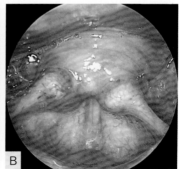

■ 双侧声带麻痹的喉镜下表现

A. 呼吸相，声门呈裂隙状；B. 发音相，双侧声带闭合。

可见双声带固定于中线位。

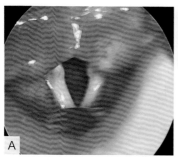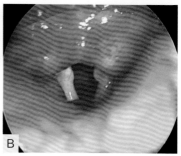

■ 双侧声带麻痹的喉镜下表现

A. 呼吸相；B. 发音相。

可见双侧声带固定于旁正中位。

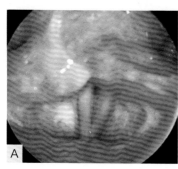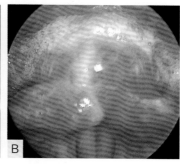

■ 左声带固定自体脂肪填充术治疗前后的喉镜下表现

A. 双声带裂隙较大（手术前）；B. 双声带闭合好，无明显裂隙（术后1个月）。

### 3.4.3 音调反常

TONE ANOMALY

音调高低虽有个体差异，但音调高于或低于正常人的一个音阶以上为音调反常。正常女性音调为 150~350Hz（平均为 220Hz），男性为 80~200Hz（平均为 120Hz），儿童为 200~500Hz（平均为 300Hz）。

男声女调为高频反常，表现为男性说话时音调偏高或用假嗓音，常与发声不当、声带张力过大或咽喉部肌张力增强有关。男性青春期变声期音调下降，如果带着童声进入成年期，可发生高频反常，由于性激素分泌不足或受精神因素影响。女生男调为低频反常，较少见。女性长期服用雄性激素治疗疾病后可出现语调过低。

检查包括空气动力学检测、嗓音声学分析、频闪喉镜检查等。通过分析声音的频率、强度和谐波成分、噪声，可以客观评估嗓音质量，为喉部疾病的诊断和疗效评估提供参考。动态喉镜检查利用频闪光源来了解声带的振动特点，可以观察声带的振动频率、波幅、黏膜波、对称性、周期性及声门闭合状况。

除病因治疗外常用治疗方法为禁声休息、言语训练、雾化吸入和理疗等。对于喉肌功能过强致男声女调者，可采用发声时同时做咀嚼动作的训练方法，起到松弛咽喉部改善发声的练习。男性青春期变声时应适当减少练声时间，女性月经期声带可发生充血，也应该注意声带休息。此外还应增强体质，预防上呼吸道感染，避免滥用嗓音。一旦出现声音嘶哑，应及时诊治。

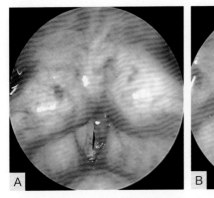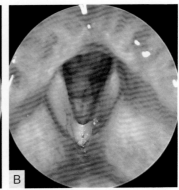

■ 性别重置者声带缩短术的喉镜下表现

可见双侧声带局部充血，右侧声带前段见线头。

# 3.5 癌前病变
PRE-CANCEROUS LESIONS

## 3.5.1 声带白斑
VOCAL CORD LEUKOPLAKIA

　　声带白斑是一个临床诊断，表现为声带黏膜表面白色斑片或斑块状物，病灶可平坦或隆起，表面可光滑或粗糙。声带白斑的病因复杂，一般认为与喉黏膜的长期慢性炎症刺激有关，其中长期吸烟、饮酒、咽喉反流与声带白斑的发生有明确的关系。声带白斑好发于中老年男性。病理可分为低级别和高级别，低级别包括轻中度不典型增生，高级别包括重度不典型增生及原位癌。

　　临床表现以声音嘶哑为主，病程通常较长，还可表现为咽喉部不适或异物感、发音易疲劳、慢性咳嗽等。喉镜下见白斑平坦光滑、边界清晰，呈斑片状，病理多为良性病变。病变隆起，呈疣状或乳头状，表面粗糙，多个病灶融合，边界不清的白色病变或合并红斑或溃疡往往提示有异型增生，且多为中重度不典型增生，乃至癌变。

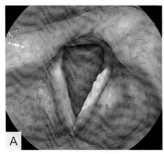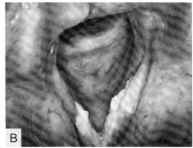

■ 典型声带白斑的喉镜下表现

A. 左侧声带白色斑片状物；B. 左侧声带近全程、右声带前中段白斑。

　　治疗策略方面应尽可能解除病因或对病因进行治疗。轻中度不典型增生，可采用保守治疗，随访观察，保守治疗无效甚至加重者可行手术治疗，重度不典型增生及原位癌应尽早接受手术治疗，可行显微喉镜下 $CO_2$ 激光或 KTP 激光手术，癌变者应扩大切除范围。

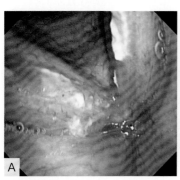
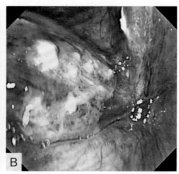

■ 声带白斑电子喉镜白光及 NBI 内镜下表现

A. 右侧声带散在白色物，左侧声带较厚斑块状白色物，术后病理学检查示中至重度不典型增生；B. 右侧声带 NBI 内镜下可见 IPCL（上皮内乳头状毛细血管袢）扩张成斑点状。

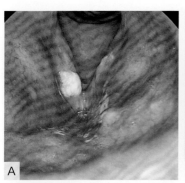
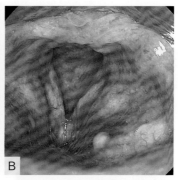

■ 声带白斑 $CO_2$ 激光治疗前后的喉镜下表现

A. 双侧声带慢性充血，右侧声带前段白色物隆起（术前）；B. 双侧声带慢性充血，右侧声带前段瘢痕（术后 3 个月）。

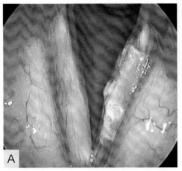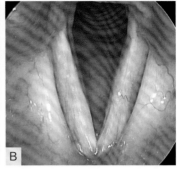

■ 声带白斑 KTP 激光治疗前后喉镜下表现

A. 右侧声带光滑，左侧声带较薄白色物（术前）；B. 双侧声带光滑，左侧声带略充血（术后 3 个月）。

## 3.5.2 成人喉乳头状瘤

LARYNGEAL PAPILLOMA

喉乳头状瘤是喉部最常见的良性肿瘤，与人乳头状瘤病毒（HPV）感染有关。按发病年龄可分为成人型和儿童型。成人喉乳头状瘤多为单发，有恶变倾向。

成人喉乳头状瘤进展较缓慢，除发生在声带的喉乳头状瘤早期可引起声嘶外，其他部位可无明显症状。常见症状为咽部不适、异物感、进行性声嘶。肿瘤大者可失声，亦可出现咳嗽、喉喘鸣和呼吸困难等症状。

支撑喉镜下应用 $CO_2$ 或 KTP 激光切除肿瘤是最有效的治疗方式，术中应注意保护喉内正常黏膜，防止瘢痕粘连。有报道应用抗病毒药物治疗喉乳头状瘤，也有报道注射 HPV 疫苗可延缓喉乳头状瘤复发。

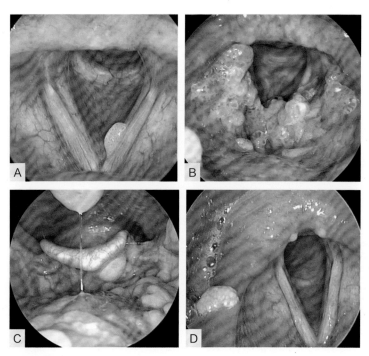

■ **典型喉乳头状瘤的喉镜下表现**

A. 可见左侧声带前段边缘乳头状瘤；B. 可见双侧声带、喉室、室带、披裂内侧及喉前庭多发乳头状瘤；C. 会厌舌面乳头状瘤；D. 披会皱襞乳头状瘤。

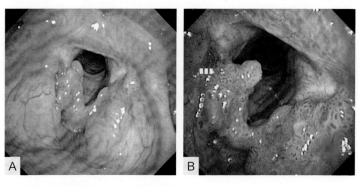

■ **典型喉乳头状瘤的 NBI 内镜下表现**

A. 白光下可见双侧声带、室带、前连合，左侧披裂内侧乳头状瘤；B. NBI 内镜病变表面微血管扩张呈斑点状。

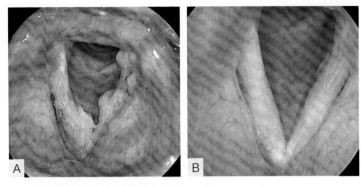

■ 喉乳头状瘤 $CO_2$ 激光治疗前后喉镜下表现

A. 双侧声带、室带多发乳头状瘤(术前);B. 双侧声带光滑(术后 3 个月)。

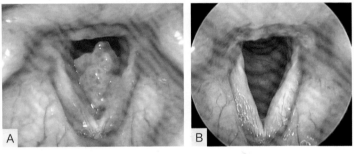

■ 喉乳头状瘤全麻下行 KTP 激光治疗前后的喉镜下表现

A. 左侧声带较大乳头状瘤、发音相(术前);B. 左侧声带稍肿(术后 1 个月)。

### 3.5.3 喉角化症

LARYNGEAL KERATOSIS

喉角化症是喉黏膜上皮生长异常,过度角化堆积而成。病因尚不十分清楚,可能与慢性炎症反复刺激或吸烟、饮酒有关。

主要症状是声音嘶哑,还可有喉部不适、异物感。喉镜下喉角化可出现在喉的任何部位、以声带和室带最为常见,表面呈现不平的白色斑块或斑片状,如伴有糜烂需考虑有恶变的可能。喉角化症具有一定的癌变倾向，需要随访观察，必要时 $CO_2$ 激光切除明确病理。

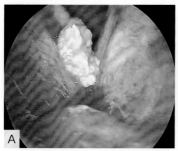 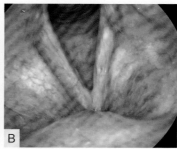

■ 喉角化症手术治疗前后的喉镜下表现

A. 右侧声带前中段白色较厚角化物（术前）；B. 右侧声带陈旧瘢痕、尚光滑（术后3个月）。

# 3.6 喉部良性肿瘤
### Benign Tumors of the Larynx

## 3.6.1 血管畸形
### Vascular Malformation

喉部血管畸形比较少见，血管畸形由成群的薄壁血管构成，柔如海绵、暗红色，生长于黏膜下。

喉血管畸形症状可不明显，发生在声带者可有声嘶，如有黏膜破裂可有咯血。无症状者可暂不治疗，定期随访。症状明显者可采用平阳霉素注射联合 $CO_2$ 激光手术治疗可取得较好的疗效。患者术后需给予抑酸药物预防胃食管反流。

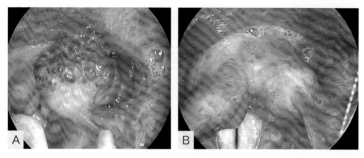

**■ 披裂血管畸形平阳霉素注射联合 $CO_2$ 激光手术治疗前后的喉镜下表现**

A. 左侧披裂外侧较大紫红色物（术前）；B. 左侧披裂、左梨状窝黏膜稍肿（术后 3 个月）。

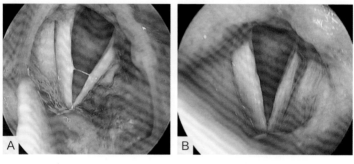

**■ 喉前庭血管畸形平阳霉素注射联合 $CO_2$ 激光手术治疗前后的喉镜下表现**

A. 左侧喉前庭大片紫红色物（术前）；B. 左侧喉前庭紫红色肿物消退（术后 6 个月）。

## 3.6.2 儿童复发性喉乳头状瘤

RECURRENT LARYNGEAL PAPILLOMA IN CHILDREN

儿童复发性喉乳头状瘤多由生产时经产道人乳头状瘤病毒（HPV）感染有关。发生在儿童的喉乳头状瘤常为多发性，生长较快，易发生喉阻塞。起初为声嘶，继之失声，重者有呼吸困难，但很少发生吞咽困难。

儿童复发性喉乳头状瘤极少发生恶变，但易复发，常需多次手术治疗,可采用激光（$CO_2$、KTP）或切割器手术等。术中应注意保护喉黏膜,不宜片面追求"彻底",以免引起并发症。儿童患者一般到 7~8 岁以后,复发时间逐渐延长,病情逐渐缓解。也有报道注射 HPV 疫苗可延缓喉乳头状瘤复发。

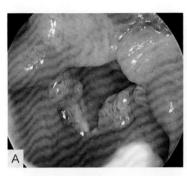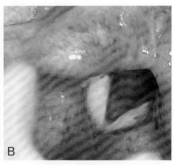

■ 儿童复发性喉乳头状瘤切割吸引器治疗前后的喉镜下表现

A. 双侧声带、室带多发性乳头状瘤(术前);B. 双侧声带稍肿(术后 2 周)。

### 3.6.3 神经鞘瘤

NEURILEMOMA OF LARYNX

喉部神经鞘瘤极少见。肿瘤细胞来自神经鞘膜,由细

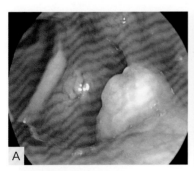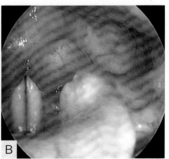

■ 喉神经鞘瘤的喉镜下表现

会厌喉面左侧局部隆起,表面稍欠光（术后病理学检查示神经鞘瘤）。

长的梭形细胞构成。常见症状为声音嘶哑、咳嗽吞咽、呼吸困难等。

　　喉镜检查见肿瘤多位于杓会厌襞或突入梨状窝，色淡红，表面光滑，质地韧，覆盖黏膜完整。术前确诊较困难，诊断主要依据活检及术后病理证实。治疗以手术切除为主。

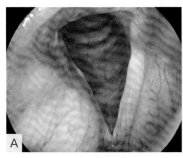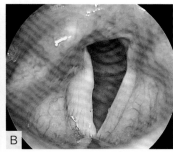

■ 喉旁间隙神经鞘瘤经颈喉部开放手术治疗前后的喉镜下表现

A. 右侧喉前庭、室带隆起、表面光滑（术前）；B. 右侧喉前庭、室带光滑，右声带固定（术后3个月）。

# 3.7 喉部恶性肿瘤
MALIGNANT TUMORS OF THE LARYNX

## 3.7.1 喉癌
CARCINOMA OF THE LARYNX

　　喉癌是头颈部常见恶性肿瘤，确切病因尚不明确，可能与吸烟、饮酒、空气污染、职业因素、病毒感染、喉癌前病变、长期接触放射性核素等相关。男性较女性多见，以40~60岁最多。喉癌可发生于喉内所有区域，以声门型喉癌最多见，约占60%，其次为声门上型喉癌，约占30%，声门下型喉癌极少见。喉癌中95%以上为喉鳞状细胞癌，其他病理类型如淋巴瘤、软骨肉瘤、骨肉瘤、肌纤维母细胞瘤、疣状癌、甲状腺转移癌等。喉癌大体标本可分为溃疡浸润型、菜花型、结节型或包块型或混合型。

声门上型喉癌早期可无任何症状，或仅有轻度非特异性症状如异物感、吞咽不适感等。声门上型喉癌分化差，发展快，肿瘤常在出现颈淋巴结转移时才引起警觉。咽喉痛，声音嘶哑，呼吸困难或咽下困难，咳嗽、痰中带血或咳血等常为声门上型喉癌的晚期症状。

声门型喉癌早期症状为声音的改变，起初为发声易倦或声嘶，常未受重视，容易被误诊为"感冒""喉炎"，特别是以往有慢性喉炎者。随肿瘤增大，声音嘶哑可逐渐加重。声门裂是呼吸道最狭窄的部位，声门型喉癌向外侧发展，累及环杓关节后，影响声带活动，使声带外展受限或固定，同时因肿瘤组织的堵塞，可出现喉阻塞症状。晚期肿瘤向声门上或声门下发展，除严重的声嘶或失声外，还可出现放射性耳痛、呼吸困难、咽下困难、频繁咳嗽等症状。声门型喉癌，一般分化程度高，发展缓慢，由于声带淋巴管较少，不易发生颈淋巴结转移。

声门下型喉癌位于声带平面以下，环状软骨下缘以上部位。声门下型喉癌极少见，因为位置隐蔽，早期症状不明显。当肿瘤发展到相当程度时，可出现刺激性咳嗽，咳血等。肿瘤侵犯声带可出现声嘶，若穿破环甲膜可出现颈前包块，也可侵入颈前软组织甲状腺等。

凡40岁以上声嘶超过两周，经禁声休息和一般治疗后，症状没有改善者，建议完善喉镜检查。喉镜检查时除了要注意检查新生物累及的部位，特别是会厌喉面、前连合、喉室及声门下区等比较隐蔽的部位，还要注意观察声带活动是否受到影响。喉鳞状细胞癌 TNM 分期及治疗原则见附录 A7。

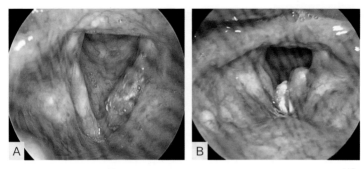

■ 声门型喉癌的喉镜下表现

A. 左侧声带近全程新生物；B. 左侧声带新生物，累及前连合及右侧声带前段。

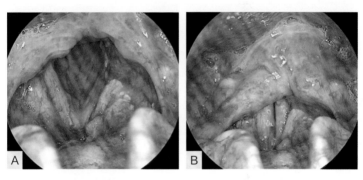

■ 声门上型喉癌的喉镜下表现

会厌喉面偏左侧新生物，表面粗糙、局部坏死，术后病理学检查示鳞状细胞癌。

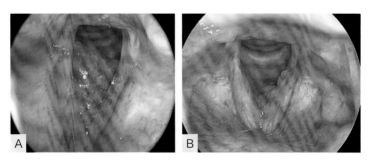

■ 声门下型喉癌的喉镜下表现

A. 声门下新生物，双声带血迹；B. 双侧声带前段及声门下新生物。

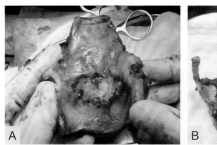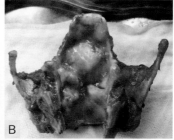

■ 跨声门型喉鳞状细胞癌的全喉切除术后大体标本

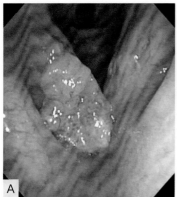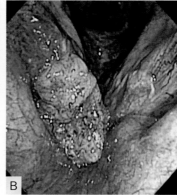

■ 声门型喉鳞状细胞癌普通白光和 NBI 内镜下的表现（同一患者）

A. 白光下可见左侧声带前段及右声带前中段新生物；B. NBI 下可见新生物表面密集点状及扭曲线条型 IPCL（上皮内乳头状毛细血管袢）。

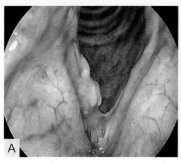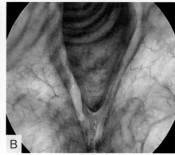

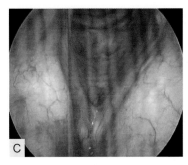

### ■ 声门型喉鳞状细胞癌的 $CO_2$ 激光治疗前后的喉镜下表现

A. 右侧声带中部新生物，术后病理示鳞状细胞癌（术前）；B. 右侧声带肉芽组织增生（术后2周）；C. 右侧声带瘢痕（术后6个月）。

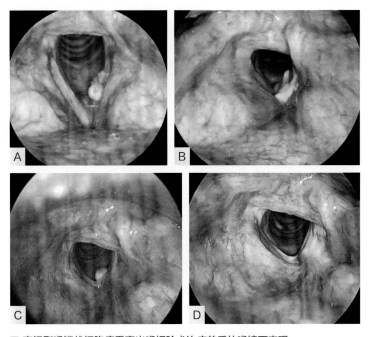

### ■ 声门型喉鳞状细胞癌垂直半喉切除术治疗前后的喉镜下表现

A. 左侧声带新生物，术后病理学检查示鳞状细胞癌（术前）；B. 左侧声门区伪膜、伴肉芽组织（术后1周）；C. 左侧声门区肉芽组织（术后1个月）；D. 左侧声门区瘢痕改变（术后6个月）。

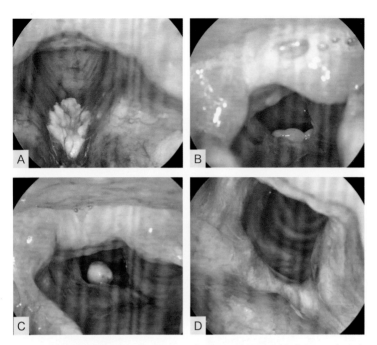

■ 声门型喉鳞状细胞癌的环上喉次全切除环舌骨会厌固定术（CHEP）治疗前后的喉镜下表现

A. 双侧声带前中部新生物，累及前连合（治疗前），术后病理示鳞状细胞癌；B. 声门区伪膜伴肉芽组织增生（术后 2 周）；C. 伪膜消退，局部肉芽组织（术后 1 个月）；D. 肉芽组织消退，声门区瘢痕改变（术后 3 个月）。

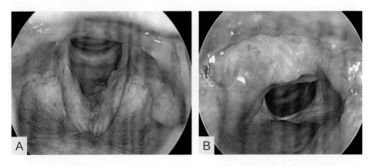

■ 声门下型喉鳞状细胞癌环上喉次全切除环舌骨会厌固定术（CHEP）治疗前后喉镜下表现（同一患者）

A. 术前可见声门下新生物，累及双侧声带及前连合，术后病理示鳞状细胞癌；B. 术后 6 个月，声门区瘢痕改变。

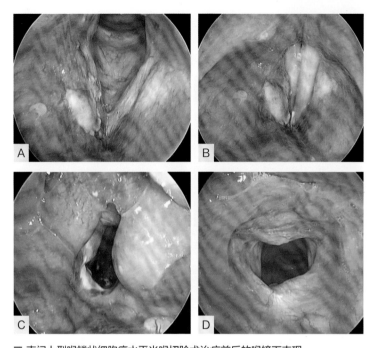

■ 声门上型喉鳞状细胞癌水平半喉切除术治疗前后的喉镜下表现

A~B. 术前可见右侧喉前庭新生物，术后病理学检查示鳞状细胞癌；C. 术后 1 个月，声门区伪膜伴肉芽组织；D. 术后 1 年，声门区瘢痕改变。

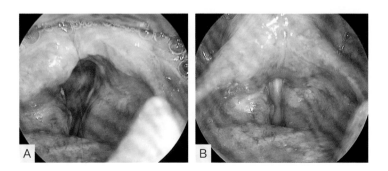

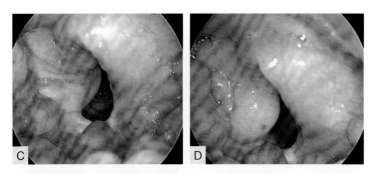

■ 声门上型喉鳞状细胞癌环上喉次全切除舌骨固定术（CHP）治疗前后的喉镜下表现

A~B. 术前可见会厌喉面、右侧室带、喉室新生物，遮挡右侧声带，术后组织病理学检查示鳞状细胞癌；C~D. 术后 6 个月，声门区瘢痕改变。

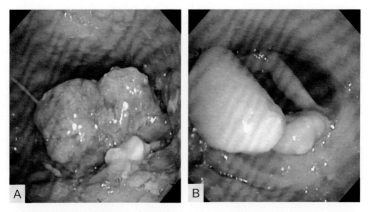

■ 声门上型喉鳞状细胞癌诱导化疗+靶向（西妥昔单抗）治疗前后的喉镜下表现

A. 会厌新生物，累及舌根，组织病理学活检示鳞状细胞癌（化疗前）；B. 病灶明显消退，会厌左侧部分缺损、表面欠平整（化疗后大多数部分缓解）。

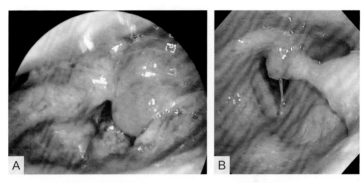

■ 声门上型喉鳞状细胞癌诱导化疗+免疫治疗前后的喉镜下表现

A. 左侧喉前庭新生物、涉及左侧披裂内侧，组织病理学活检示鳞状细胞癌；
B. 诱导化疗+免疫（特瑞普利）治疗后病灶明显消退。

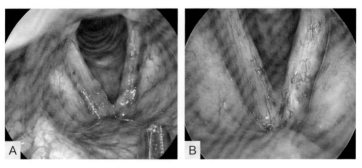

■ 声门型喉鳞放疗前后的喉镜下表现

A. 左侧声带近全程、右侧声带前中段局部组织增生，组织病理学活检示鳞状
细胞癌（放疗前）；B. 双侧声带光滑，局部血管扩张（放疗后 6 个月）。

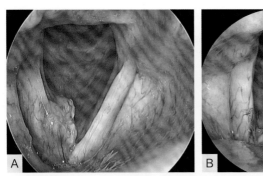
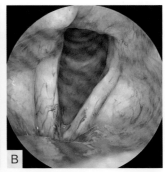

■ 声门型喉鳞状细胞癌放疗前后的喉镜下表现

A. 右侧声带前中段新生物，活检术后病理学检查示鳞状细胞癌（放疗前）；
B. 右侧声带前中段光滑、局部血管扩张（放疗后 6 个月）。

### 3.7.2 其他病理类型

OTHER PATHOLOGICAL TYPES

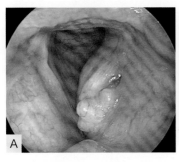
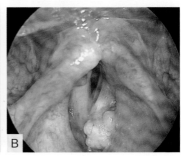

■ 喉部骨肉瘤喉镜下表现

左侧室带、喉室及声门下隆起，局部呈结节状增生。

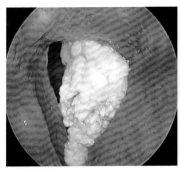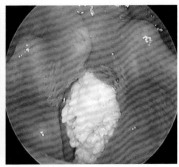

■ 喉部疣状癌喉镜下表现

左侧声带全程白色角化物显著增生，遮挡部分声门。

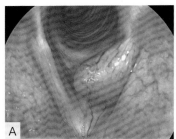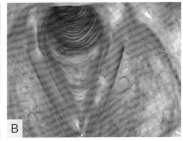

■ 喉部肌纤维母细胞瘤 $CO_2$ 激光治疗前后的喉镜下表现

A. 术前可见左侧声带光滑新生物，术后组织病理学检查示纤维母细胞瘤；

B. 术后 3 个月，左侧声带瘢痕改变。

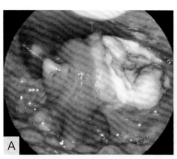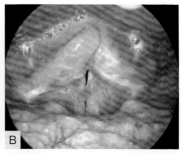

■ 喉软骨肉瘤水平喉切除术前后的喉镜下表现

A. 术前可见会厌左侧巨大新生物伴坏死，组织病理学检查示软骨肉瘤；B. 术后 6 个月复查见，会厌缺如，瘢痕改变。

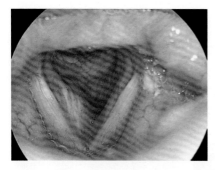

■ 甲状腺癌声门下转移喉镜下表现

右侧声门下方光滑肿物，术后组织病理学检查示甲状腺乳头状腺癌。

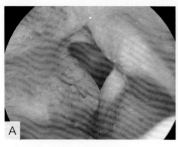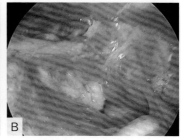

■ 喉室带淋巴瘤喉镜下表现

右侧室带新生物，表面光滑，遮挡右侧声带。

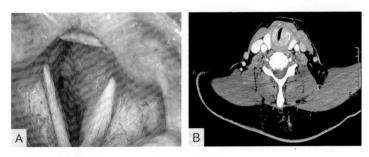

### ■ 声门下浆细胞瘤的喉镜下表现及 CT 表现

A. 左侧声门下方淡红色肿物，局部呈结节状；B. CT 示左侧声门下软组织密度影。

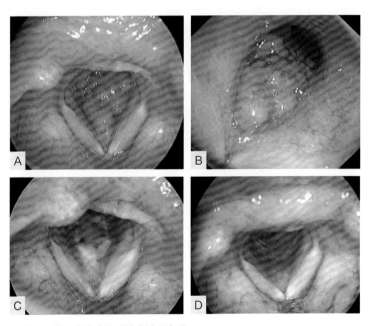

### ■ 声门下淋巴瘤治疗前后的喉镜下表现

A~B. 声门下方淡红色结节状新生物，双侧声带光滑、活动好（术前），A 为硬质咽喉内镜检查图，B 为电子喉镜检查；C. 术后 2 周复查见声门下伪膜伴肉芽组织增生；D. 术后 2 个月复查见声门下瘢痕改变。

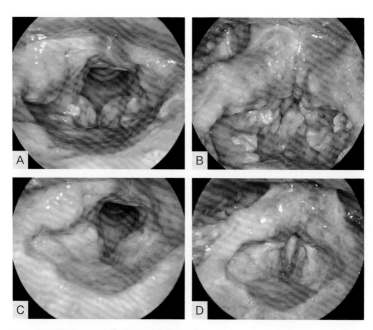

**■ 喉 T 细胞淋巴瘤治疗前后的喉镜下表现**

A~B. 治疗前可见双侧喉前庭及室带广泛组织增生，遮挡部分声带，双声带活动好；C~D. 治疗后，病灶明显消退。

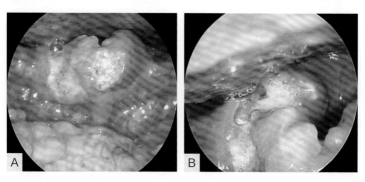

**■ 会厌淋巴瘤的喉镜下表现**

可见会厌、左侧咽会厌襞、左侧披会皱襞组织增生、糜烂。

# 3.8 外伤性疾病
## TRAUMATIC DISEASES

### 3.8.1 闭合性喉外伤
#### CLOSED INJURY OF LARYNX

闭合性喉外伤指颈部遭受外来暴力直接打击所致颈部软组织损伤，皮肤及软组织无开放性伤口，重者可发生喉软骨的移位、骨折等。可见于拳击、交通事故、工伤事故、钝器打击等。

临床表现为喉及颈部疼痛，触痛多较明显，随发声、吞咽、咀嚼、咳嗽而加重，还可有声音嘶哑或失声、咳嗽、咳血、颈部皮下气肿、呼吸困难等。严重喉挫伤可导致外伤性或出血性休克。

查体见颈部肿胀变形，皮肤片状或条索状淤斑。喉镜下可见喉黏膜水肿、淤血甚至出血，严重者可见局部撕裂、喉软骨暴露及假性通道等。需特别注意观察声门区是否有狭窄变形、声带活动是否受影响。

治疗方面：喉外伤为急症，需首先注意是否有呼吸困难，必要时行气管切开并留院观察。轻者让患者保持安静、颈部制动、流质或半流质饮食、减少吞咽动作，有明显吸气性呼吸困难者应行气管切开术；中度喉挫伤、伴喉软骨骨折及轻度移位患者先行气管切开术，然后行直接喉镜或支撑喉镜检查，将移位的喉软骨复位。

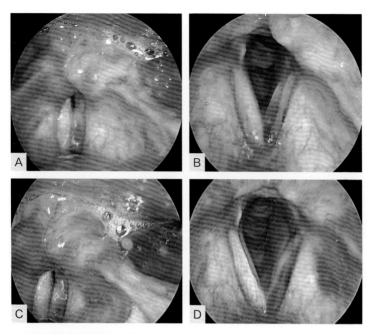

**■ 闭合型喉外伤的喉镜下表现**

A~B. 左侧梨状窝区黏膜淤血、左声带红肿，双声带活动好（外伤后第2天）；
C~D. 左侧喉前庭黏膜淤血，左侧梨状窝淤血面积增大，左声带肿胀稍减轻
（外伤后第5天）。

### 3.8.2 喉插管损伤

INTUBATION TRAUMA OF LARYNX

喉插管损伤多发生于全身麻醉、危重患者抢救等需要经口、经鼻行喉气管插管术的情况下。病因包括：①插管技术不娴熟，操作粗暴；②清醒插管时，表面麻醉不充分；③声门暴露不清时，盲目强行插入；④插管过程中过多搬动患者头部；⑤选用插管型号偏大或过长；⑥插管时间过久，喉黏膜受压迫；⑦插管质量不佳，质地过硬，鼻饲管留置时间过长；⑧患者呕吐物或鼻炎分

泌物吸入喉腔；⑨患者自身有过敏体质，对外界刺激反应敏感等。

临床可表现为局部溃疡或伪膜形成、肉芽肿、环杓关节脱位、声带麻痹等。喉镜下见喉黏膜充血水肿、局部溃疡或伪膜、声带突肉芽肿等。

气管插管术后发现喉黏膜有溃疡及伪膜形成时，应嘱患者少说话、禁烟酒，可给予抗生素、糖皮质激素等雾化吸入。肉芽肿形成者，可在全身麻醉下行支撑喉镜下切除。环杓关节脱位患者症状及喉镜征象很难与单侧声带麻痹相鉴别，需结合病史及体征进行诊断，特别是患者近期是否有全身插管史、外伤史等，应尽早在喉镜下行环杓关节复位术。声带麻痹者还可予以神经营养药物并配合理疗等。

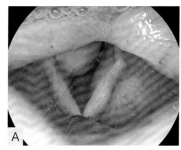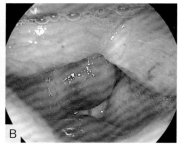

■ 喉插管损伤致喉部肉芽肿的喉镜下表现

可见右侧声带突较大肉芽肿，表面光滑，双声带活动好。

### 3.8.3 喉烧灼伤 ▶

LARYNGEAL BURN INJURY

喉、气管、支气管黏膜受到强烈的物理刺激或化学物质刺激后，可引起局部组织充血、水肿以及坏死等病变，称为喉部与呼吸道烧伤。病因包括咽喉与气管直接吸入或喷入高温液体、蒸汽或化学气体；火灾时吸入火焰、烟尘及氧化不全的刺激物；误吞或误吸化学腐蚀剂，如强酸强碱等。

烧伤后表现为咽喉及下呼吸道黏膜充血、水肿、坏死，可累及黏膜下层软骨，引起窒息、肺不张、肺感染。轻度损伤在声门及声门以上，可导致声音嘶哑、咽干、喉痛、唾液增多、咳嗽多痰、吞咽困难等。中度损伤在隆突以上。重度损伤包括支气管甚至肺泡，除有上述喉烧伤的表现外，还可有下呼吸道黏膜水肿、糜烂及溃疡，甚至坏死。

急救措施包括充分补液、维持水电解质平衡、吸氧等全身治疗。热烫伤可口含冰块或冷开水漱口，颈部冷敷。强酸强碱烧伤者，应立即用清水冲洗口咽腔，并采用中和疗法。重度烧伤者需紧急行气管切开，给予高压氧治疗，纠正休克，保护心肺功能，全身应用抗生素、糖皮质激素。上呼吸道梗阻、分泌物多且咳出困难者，为防止窒息，可行气管内插管或气管切开术。气管内滴入抗生素、生理盐水可预防气道被干痂阻塞，鼻饲饮食可加强营养。

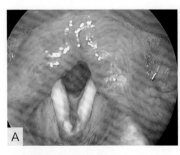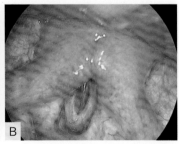

■ 喉烧灼伤的喉镜下表现

A. 高温气体吸入后 3 天，双侧声带糜烂、伪膜；B. 高温气体吸入后半年，双声带粘连。

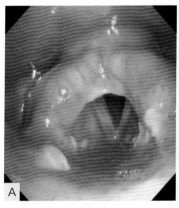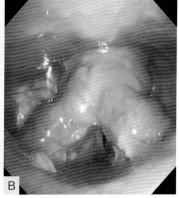

■ 喉化学伤的喉镜下表现

可见会厌喉面、左披会皱襞局部组织增生。

# 3.9 其他
OTHERS

## 3.9.1 瘢痕性喉狭窄
CICATRICIAL STENOSIS OF THE LARYNX

瘢痕性喉狭窄是指由于各种原因引起喉部瘢痕组织形成，使喉腔逐渐变窄甚至闭塞影响呼吸及发声功能的一种疾患。主要原因有感染、外伤、手术、长期喉气管插管、误吞误吸强酸或强碱等。

瘢痕性喉狭窄主要症状为呼吸困难，呼吸困难的严重程度视喉狭窄程度和病情发展快慢而定。若有声音嘶哑表明病变位于声门及其附近，狭窄若位于声门下区则表现为发声无力或失声。

喉镜检查可以了解狭窄病变的部位、范围及程度，为进一步制订治疗方案提供帮助。喉狭窄的治疗比较棘手，最常用的治疗方法为扩张术，比较常用的喉扩张膜为 T 型硅胶管和硅胶膜。

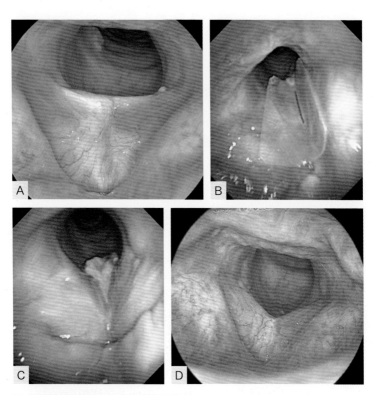

■ 瘢痕性喉狭窄治疗前后的喉镜下表现

A. 双侧声带瘢痕粘连,声门区狭窄(术前);B. 切开声门区粘连部分,置入硅胶膜(术后 2 周);C. 术后 3 个月,取出硅胶膜后见声门下伪膜;D. 术后 6 个月,声门裂变大。

## 3.9.2 声带瘢痕

VOCAL CORD SCAR

声带瘢痕是指声带边缘特有的分层结构被破坏，导致声带振动减弱或消失，从而影响发音功能的一种疾病，可伴有声门闭合不全。病因包括先天因素、外伤、感染、长时间气管插管、胃食管反流等。

临床医师在进行声带手术时应尽量避免对声带的过度损伤。

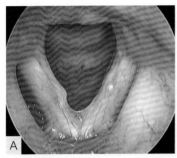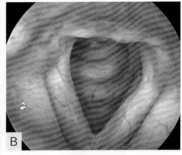

■ 声带瘢痕 KTP 激光治疗前后的喉镜下表现

A. 双侧声带中段肥厚、突起、粘连，双侧声带瘢痕（术前）；B. 双侧声带尚光滑（术后 3 个月）。

### 3.9.3 气管肿瘤

NEOPLASMS IN THE TRACHEA

气管肿瘤包括良性肿瘤和恶性肿瘤。良性肿瘤包括乳头状瘤、喉淀粉样变、血管瘤、炎性假瘤、错构瘤、气管内异位甲状腺、浆细胞肉芽肿等。原发性气管癌很少见，主要病因包括吸烟和环境因素，病理以鳞状细胞癌和腺癌最常见。

气管肿瘤早期症状不典型，可仅表现为喉痒、刺激性咳嗽，可有间歇性咳血、气短等，不易被发现，肿瘤增大可使气管腔狭窄，产生喉鸣。

气管肿瘤如出现呼吸困难，需行气管切开术解决通气。纤维喉镜及支气管镜检查可直接观察肿瘤的部位和形态，为进一步诊疗提供依据。治疗以手术切除为主，如无法手术者可行姑息性放化疗。

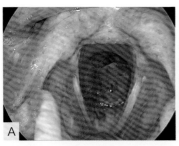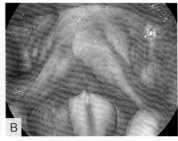

■ 气管内黏液表皮样癌的喉镜下表现

可见颈段气管新生物，表面可见血管扩张，双声带光滑、活动好。

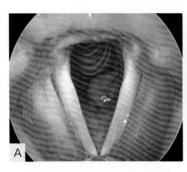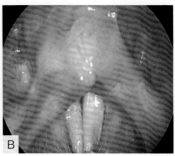

■ 气管内腺样囊性癌的喉镜下表现

颈段气管新生物，形态不规则，周围黏膜充血，双声带光滑、活动好。

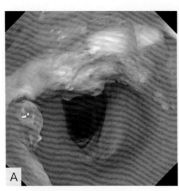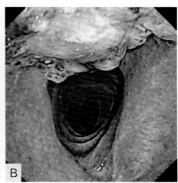

■ 气管内鳞状细胞癌的喉镜下表现（同一患者）

A. 普通白光下可见颈段气管后壁新生物，表面粗糙增生附白色分泌物；
B. NBI 下可见斑点状 IPCL（上皮内乳头状毛细血管袢）。

# 特殊感染和真菌感染在咽喉部的表现

MANIFESTATIONS OF SPECIFIC INFECTION AND
FUNGAL INFECTION IN THROAT

# 4.1 梅毒

Syphilis

咽梅毒病变可累及腭弓、扁桃体、软腭、咽后壁等。梅毒感染起病较为隐匿，患者常隐瞒病史，易漏诊，发病年龄以中青年为主，多有冶游史，且男性多于女性。

一期梅毒在感染梅毒螺旋体（treponema pallidum）2~4周后发生，好发于扁桃体，扁桃体肿大质硬，表面有白膜或溃疡。二期梅毒病程较长，持续两个月至半年，病损以黏膜白斑为主，梅毒斑开始为潮红斑水肿，边界渐清楚而形成弧状为其特点，好发于软腭（尤其悬雍垂）及扁桃体等处。扁桃体常双侧受累，表现为肿胀、充血、潮红，有脓疱及溃疡，常伴有白色伪膜。患者症状可不明显，或仅有轻度咽痛、异物感，无发热。

梅毒筛选试验（RPR）和梅毒特异性诊断试验（TPPA）阳性可确诊，青霉素为目前首选药物，但应注意治疗及时、剂量充足、疗程正规，治疗后定期追踪观察，配偶及性伴侣应同时进行检查和治疗。

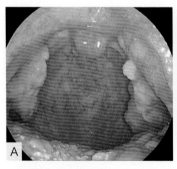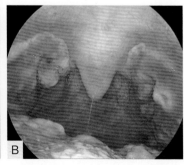

■ 咽梅毒的喉镜下表现

A. 双侧扁桃体红肿，表面覆盖灰白色伪膜（一期梅毒）；B. 双侧扁桃体及腭舌弓红斑，灰白色黏膜斑，边界清楚呈弧形或类圆形（二期梅毒）。

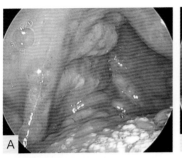
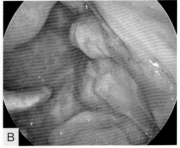

■ 咽梅毒的喉镜下表现

可见双侧扁桃体及双侧腭舌弓黏膜红肿覆灰白色伪膜样物。

# 4.2 结核

TUBERCULOSIS

　　喉结核为耳鼻咽喉结核中最常见类型，多为继发性，由带菌痰液黏附于喉部黏膜所致，喉黏膜有损伤时更易继发感染。

　　喉结核早期可有喉部刺痛、灼热、干燥等感觉。声嘶开始较轻，以后逐渐加重，常有喉痛，吞咽时加重，当累及喉软骨膜时疼痛尤甚。喉部病变广泛者，可因肉芽增生

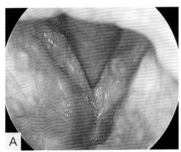
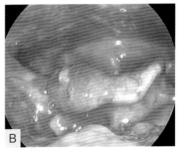

■ 喉结核的喉镜下表现

A. 双侧声带呈虫噬状改变；B. 右侧会厌局部红肿，增生伴糜烂。

及软组织水肿出现呼吸困难。喉结核以全身抗结核药物治疗为主，坚持早期、联合、适量、规律和全程用药的原则，注意休息，加强营养。

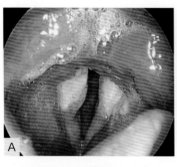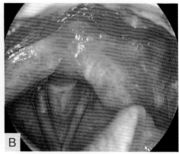

**■ 喉结核治疗前后的喉镜下表现**

A. 治疗前双侧声带后段增生伴溃疡，双侧披裂黏膜红肿；B. 治疗后双侧声带后段瘢痕、充血。

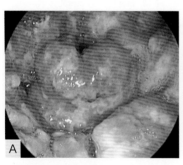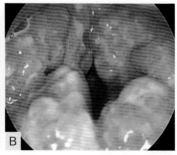

**■ 严重咽喉结核的喉镜下表现**

舌根、双侧喉咽侧壁、会厌、双侧杓会厌皱襞黏膜红肿，伴粟粒状结节样增生、覆白色渗出物。

# 4.3 真菌感染
## Fungal Infection

咽部念珠菌病是由白色念珠菌在咽部大量繁殖而引起

的黏膜损害，以儿童和老年人最为多见。临床多表现为口腔、舌根及咽部黏膜乳白色或灰白色假膜，呈点状散在分布或融合成片状，严重者黏膜可局部溃疡坏死，患者自觉咽痛、吞咽困难。

喉真菌病在耳鼻咽喉科较少见。多数由口腔、咽部及鼻部真菌感染而继发，原发者少见。病原菌以曲霉菌为主，其次为念珠菌。该病起病急，多表现为咽喉疼痛、声嘶，重者可出现呼吸困难、喉阻塞。

治疗包括加强营养、调节机体免疫力等支持治疗，维持人体菌群平衡生长以及治疗相关基础病，停用广谱抗生素，咽部真菌病局部可用过氧化氢溶液或 10% 碘化钾溶液

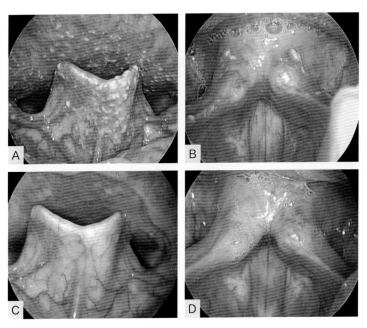

■ 咽喉部真菌感染治疗前后的喉镜下表现

A~B. 咽喉腔黏膜略充血、散在白色小斑点状物（治疗前）；C~D. 咽喉腔黏膜光滑（治疗后）。

含漱。喉真菌病可局部使用抗真菌药（如氟康唑）喷喉。对于顽固或严重的真菌病，可全身使用抗真菌药物。

# 4.4 获得性免疫缺陷综合征
## ACQUIRED IMMUNE DEFICIENCY SYNDROME

获得性免疫缺陷综合征（AIDS）是一种由人类免疫缺陷病毒（Human Immunodeficiency Virus，HIV）感染引起的、以免疫功能部分或完全丧失导致严重反复的真菌感染、恶性肿瘤形成及神经系统损害为特征的传染病。经性传播、母婴传播、血液和血制品传播。

40%~84% 的艾滋病患者存在耳鼻咽喉头颈部表现。咽部及口腔是艾滋病最常受累部位之一，可表现为念珠菌感染、单纯疱疹、绒毛状黏膜白斑病、复发性鹅口疮、扁桃体炎、卡波西肉瘤等。长期咽痛伴咽部溃疡、迁延不愈可为 HIV 感染的首发症状。口腔及咽部的念珠菌感染是最常见的上呼吸道病变，可见于 30%~90% 的艾滋病患者，表

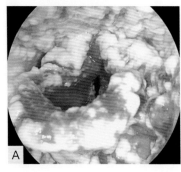
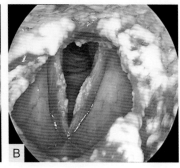

**■ AIDS 咽喉部真菌感染的喉镜下表现**

咽喉部黏膜大量角化物及粗糙白色物，累及杓间区、双侧声带，双侧声带活动度好。

现为舌黏膜假膜形成，有时可累及下咽及喉部，造成吞咽疼痛与吞咽困难。

AIDS 治疗以全身治疗为主，包括抗 HIV 治疗、免疫调节治疗、抗真菌治疗、抗肿瘤治疗和对症支持治疗等。预防传染源入侵、切断传播途径及控制危险人群是防止艾滋病蔓延的三个主要环节。

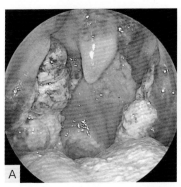 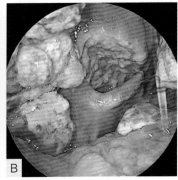

■ AIDS 咽喉部卡波西肉瘤的喉镜下表现

双侧扁桃体及咽后壁高起的紫红色结节状增生糜烂、覆黄白色渗出物及坏死物。

# 4.5 硬结病

SCLEROMA

硬结病是由鼻硬结杆菌所导致的慢性、进行性、传染性肉芽肿性疾病，比较少见，绝大多数原发于鼻腔前部，缓慢向上唇、鼻咽、口咽、喉咽、气管、支气管等处发展，故本病又称为呼吸道硬结病。鼻硬结杆菌为形短、有荚膜的革兰阴性杆菌。活检为诊断的主要依据，Mikulicz 细胞和 Russel 小体为其病理特征性表现。

抗生素对本病有效，可选用链霉素、环丙沙星、左氧氟沙星等治疗。瘢痕形成者可依据病情进行手术切除或修复，以恢复其功能。

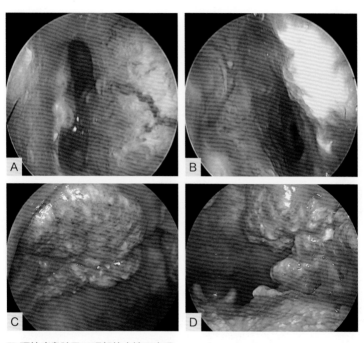

■ 硬结病鼻腔及口咽部的内镜下表现

A~B. 双侧鼻腔纤维组织增生、瘢痕形成，鼻腔狭窄；C~D. 双侧扁桃体及腭咽弓结节状增生、表面粗糙。

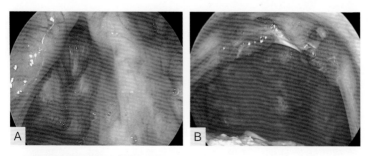

■ 硬结病口腔及喉部的内镜下表现

A. 会厌喉面及双侧室带瘢痕形成，双侧声带瘢痕粘连，声门裂小呈孔状；
B. 双侧腭咽弓瘢痕、局部组织增生。

# 4.6 白喉
### Diphtheria

　　白喉是由白喉杆菌引起的一种急性呼吸道传染病，主要病变特征为耳、鼻、咽、喉、气管、食管等部位黏膜充血肿胀，形成灰白色伪膜。白喉主要经呼吸道飞沫传播，也可通过接触污染的器皿和食物传播。我国自1978年实施计划免疫后，白喉发病率大幅度下降，2007年至今无白喉病例报告。

　　白喉的潜伏期为1~7天，按部位发生率的高低依次为咽白喉、喉白喉、气管支气管白喉、鼻白喉、耳白喉和食管白喉。病变大小及病情取决于患者的免疫力、细菌毒力、外毒素及治疗的早晚。临床以局部灰白色伪膜和全身毒血症状为特征，严重者可并发心肌炎和周围神经炎，病死率高达10%。治疗应严格隔离患者，尽早给予足量抗毒素和

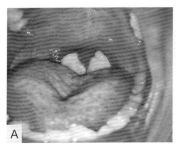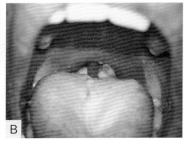

■ 咽白喉的表现

A. 双侧扁桃体大量黄白色物渗出形成较厚伪膜；B. 双侧扁桃体灰白色物渗出形成较厚伪膜。

图片来源：

KOLE A K，ROY R. Images in clinical medicine. Respiratory diphtheria. N Engl J Med，2013，369（16）：1544.

Durand M L，Deschler D G. Infections of the ears，nose，throat，and sinuses. New York：Springer，2018.

抗生素治疗，并发心肌炎者需绝对卧床休息，软腭瘫痪及吞咽困难者宜鼻饲饮食。

# 4.7 咽喉部麻风
LEPROSY OF PHARYNX AND LARYNX

麻风是由麻风分枝杆菌引起的慢性传染病，主要传播途径为接触传染，多见于青年男性，分为瘤型麻风及结核样型麻风。

因侵犯部位不同可出现不同的临床症状。鼻部症状最常见，表现为鼻干、鼻塞、脓涕及鼻出血等。咽麻风由鼻麻风扩散形成，咽部黏膜干燥结痂、溃疡及放射状白斑可导致咽干、咽痛等，侵犯神经可出现咽反射消失、开放性鼻音及食管返流等。喉麻风由咽麻风进一步发展形成，可出现声嘶、喉鸣甚至呼吸困难。耳麻风多表现为耳垂结节样改变，耳大神经增粗呈条索状及压痛。侵犯面肌可出现面肌萎缩和面瘫症状。

根据接触史及细菌病理学检查结合相关临床症状可诊断。咽喉部麻风在喉镜下的表现为：①早期喉咽侧壁、会厌及声门区弥漫性溃疡伴白斑，可涉及声门下区及气管；②后期上述部位形成结节、瘢痕，可见会厌增厚、卷曲变形，甚至残缺。目前临床已很少见到该类疾病。

以全身抗麻风药物治疗为主，辅以局部对症治疗。药物包括：利福平、氨苯砜、丙硫异烟胺等。局部对症治疗主要是处理麻风反应，防止畸形等。

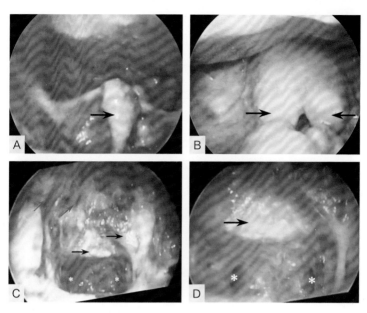

■ 咽喉部麻风的喉镜下表现

A. 后期表现；B. 后期表现；C. 早期表现；D. 早期表现。

图片出自：GIANFRANCO C，et al. Leprosy of the larynx and its clinical manifestations—A case report[J]. Otolaryngology Case Reports，2020，15: 100176

# 4.8 新型冠状病毒感染
## CORONAVIRUS INFECTION

新型冠状病毒感染是由严重急性呼吸综合征冠状病毒 2 型（SARS-CoV-2）引起的一种疾病，于 2020 年 3 月 11 日被世界卫生组织指定为大流行。大流行开始时，感染的主要症状是呼吸困难、咳嗽和高热。

SARS-CoV-2 以前的变种感染主要影响下呼吸道，并且与许多患者的嗅觉和味觉丧失有关，而 Omicron 毒株主要影响上呼吸道[1]，咳嗽、发热、呼吸急促等症状减轻，味觉/嗅觉丧失减少，但喉咙痛症状增加[2, 3]。部分患者新型冠状病毒感染后，喉部表现类似于危及生命的急性会厌炎，出现严重的咽痛、吞咽困难、声音嘶哑等症状，急性吞咽痛成了新型冠状病毒感染后的一种新症状[1]。在这种情况下，建议及时检查喉部，以排除上呼吸道炎性水肿[4]。

治疗可采用非甾体药物镇痛，激素雾化或静脉输入以预防上气道梗阻，如果继发细菌感染建议加用抗生素治疗。还可辅以醋酸氯己定漱口，金喉健喷雾剂、开喉剑喷雾剂局部喷雾，中成药制剂如金嗓利咽丸、甘桔冰梅片、咽立爽等对症治疗。

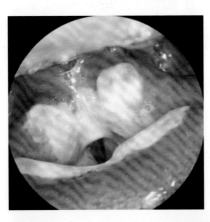

■ **感染新冠病毒后剧烈咽喉疼痛的喉镜下表现**

会厌喉面、双侧杓状较大面积糜烂及脓性分泌物，双侧声带充血，双侧梨状窝少许积液。

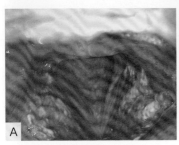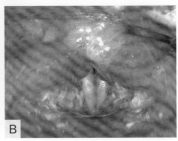

■ **新冠病毒感染的喉镜下表现**

会厌喉面及室带充血、红肿，散在白色分泌物，双侧声带充血，双侧梨状窝光滑。

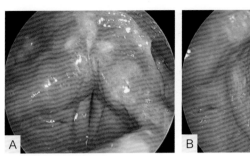
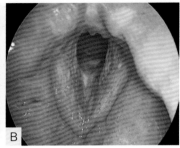

■ 新冠病毒感染的喉镜下表现

可见会厌喉面、室带、声带及声门下充血，双侧披裂水肿，声门下脓性分泌物渗出。

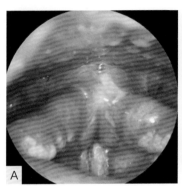
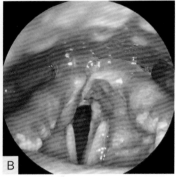

■ 新冠病毒感染的喉镜下表现

可见双侧披会皱襞红肿、糜烂，双侧声带充血，双侧梨状窝光滑。

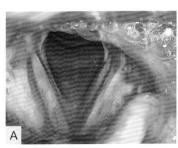
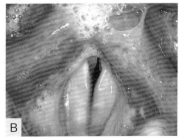

■ 新冠病毒感染的喉镜下表现

可见会厌喉面充血，双侧室带、双侧喉前庭较大范围糜烂及脓性分泌物附着，双声带充血、水肿，双侧梨状窝少许积液。

# 全身性疾病在咽喉部的表现

MANIFESTATIONS OF SYSTEMIC DISEASES IN THE PHARYNX

# 5.1 带状疱疹

ZOSTER

带状疱疹是由水痘-带状疱疹病毒（varicella-zoster virus）感染所致。病变以沿神经周围分布的群集疱疹和神经痛为特征。病毒经呼吸道黏膜入侵，在婴幼儿等无或低免疫力的人群中引起原发感染，产生水痘或呈隐匿性感染。病毒可长期潜伏在脊神经或脑神经的神经节细胞中，被某些因素激活后，病毒从一个或数个神经节沿各自支配的周围神经到达皮肤，引起复发感染即带状疱疹。

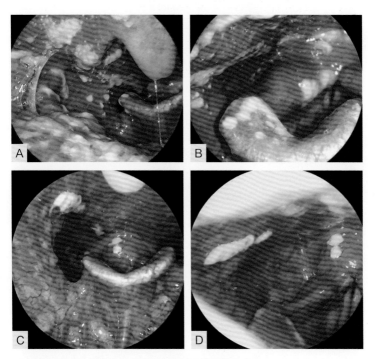

■ 咽喉部水痘带状疱疹病毒感染治疗前后的喉镜下表现

A~B. 右侧咽喉腔黏膜红肿，散在点状、斑片状溃疡及渗出（治疗前）；C~D. 咽喉腔黏膜溃疡及渗出明显减轻（治疗后）。

典型皮损为红斑上成簇状、不融合的粟粒至黄豆大丘疹、丘疱疹、水疱，疱液清亮，疱壁紧张。带状疱疹病毒最易侵犯胸腹部皮肤，该部位多为肋间神经病变所致。脑神经受累常，累及三叉神经（尤其面神经）、听神经。悬雍垂、扁桃体、舌前、颊黏膜等处可出现疱状溃疡，由于疱疹类病毒多为嗜神经病毒，病损多呈单侧。

# 5.2 白塞综合征
BEHCET'S DISEASE

白塞综合征是一种全身性慢性血管炎性疾病，主要表现为反复发作的口腔生殖器溃疡、眼炎和皮肤损害。目前该病的病因不明，可能与感染、免疫、遗传和环境因素相关。

口腔溃疡可单发或多发，一般为 3~5 个，散在分布于舌尖及其边缘、齿龈、下唇或上唇内侧缘和颊黏膜等处。轻者数天可自愈，重者溃疡较深，可分布于口腔黏膜任何

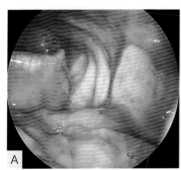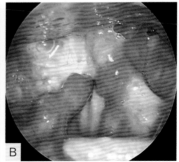

■ 白塞综合征咽喉腔黏膜愈合后喉镜下表现

可见舌根左侧黏膜红肿，左侧口咽侧壁、左侧杓会厌皱襞及右喉咽侧壁瘢痕形成。

部位，全身症状多较重，2~4 周或更长时间才能愈合，并可留有瘢痕。溃疡常有明显疼痛、影响进食。白塞综合征需要规律的药物治疗，包括各种调节免疫的药物，不治疗则预后不好，严重者危及生命。

# 5.3 系统性红斑狼疮
SYSTEMIC LUPUS ERYTHEMATOSUS

系统性红斑狼疮（systemic lupus erythematosus，SLE）是一种由机体自身免疫介导的慢性反复侵袭性自身免疫性疾病。病因不明，与遗传、内分泌、环境因素（如感染、紫外线、药物）、表观遗传学及免疫异常有关。

SLE 临床表现复杂多样，多呈隐匿性起病，开始仅累及 1~2 个系统。表现为轻度的关节炎、皮疹、隐匿性肾炎或血小板减少性紫癜，随疾病进展，多数患者逐渐出现多系统损害。80%~85% 的 SLE 患者有皮疹，鼻梁及两侧面颊部呈蝶形分布的水肿性红斑。发热是 SLE 的常见全身症状。90% 以上患者有关节症状，表现为关节肿胀和疼痛。50%~70% 的 SLE 患者在病程中会出现肾脏受累，表现为肾炎或肾病综合征。约 70% 的患者有心脏病变，心包炎多见，其次为心肌炎。SLE 的自然病程多表现为病情加重与缓解交替。

SLE 目前没有根治的办法，但合理有效的治疗方案可使大多数患者达到病情缓解，早期诊治可以避免和延缓组织脏器发生不可逆性损害，有助于改善预后。

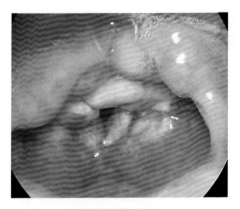

■ 系统性红斑狼疮的喉镜下表现

可见双侧声带及杓间区肉芽样增生隆起、覆白色渗出物，声门裂狭窄。

# 5.4 喉部 IgG$_4$ 相关性疾病
IGG$_4$-RELATED DISEASE OF THE LARYNX

喉部 IgG$_4$ 相关性疾病极少见。IgG$_4$ 相关性疾病（IgG$_4$-RD）是一种慢性、炎症性自身免疫性疾病，好发于中老年男性，以患者血清 IgG$_4$ 水平常升高，受累组织或器官中有 IgG$_4$ 阳性浆细胞浸润，受累脏器肿胀或者形成炎性假瘤为主要表现。病因不明，可能与遗传易感性、微生物感染、异常自身免疫反应等因素有关。本病常可累及胰腺、肝胆系统、唾液腺泪腺、泌尿系统、肺等。由于易于形成肿块性病变，容易误诊为恶性肿瘤。

临床症状依受累脏器的不同而异，还可累及鼻腔鼻窦致慢性鼻窦炎、鼻息肉等。糖皮质激素是治疗本病的一线药物。CD20 单抗可用于复发性或难治性患者。

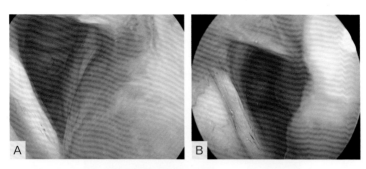

■ 喉部 IgG₄ 相关疾病治疗前后的喉镜下表现

A. 左侧喉前庭、室带、喉室、声带及声门下膨隆，表面充血（术前），组织病理学活检提示喉 IgG₄ 相关性疾病；B. 术腔黏膜红肿，局部见肉芽增生（术后 2 个月）。

# 5.5 Rosai-Dorfman 病

ROSAI-DORFMAN DISEASE

Rosai-Dorfman 病（Rosai-Dorfman disease，RDD）是一种原因不明的良性淋巴结增生性疾病，又称为窦状组织细胞增生伴巨大淋巴结病（sinus histiocytosis with massive lymphadenopathy，SHML）。该病多发生于淋巴结，少部分病例发生于淋巴结外。多发生于儿童和青少年。病理学特征表现为显著增生的组织细胞，体积巨大，胞质丰富，吞噬活跃。淋巴结外 RDD 可发生于皮肤、软组织、中枢神经系统、呼吸道、肾脏、骨骼等。

RDD 是良性增生性病变，具有自限性，肿大淋巴结可在数周至数月内自行消退，少数病例预后不良。淋巴结外 RDD 由于术前确诊比较困难，以手术切除为主，适当扩大手术范围、彻底清除病变组织可预防复发，糖皮质激素治疗或放疗可用于病变残留或复发患者。

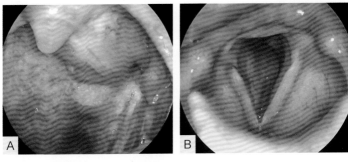

■ 咽喉 Rosai-Dorfman 病的喉镜下表现

可见左侧腭咽弓背面右侧声带下缘及右侧声门下肿物表面光滑，组织病理学活检示 Rosai-Dorfman 病。

# 5.6 Castleman 病

CASTLEMAN DISEASE

Castleman 病（Castleman disease，CD）是由巨大淋巴结或血管滤泡淋巴结增生的一类疾病，病因不明，可能与感染和炎症有关，表现为局部巨大淋巴结，常伴发热、盗汗、体重减轻和乏力等。

CD 根据病变累及范围可分为局灶型和多中心型两大类。局灶型以透明血管型为主，临床表现为巨大淋巴结，纵隔淋巴结累及，多无全身症状，手术切除后可治愈，预后较好。多中心型患者发病年龄偏大，可有多系统受累表现如发热、肝脾和淋巴结肿大、重症肌无力、肾病综合征、淀粉样变等。

有全身病变者应用大剂量糖皮质激素可能有效，治疗通常选用淋巴瘤的化疗方案，亦可选用 CD20 单克隆抗体、抗病毒治疗以及自身造血干细胞移植。多中心型 CD 则多为侵袭性，预后较差。

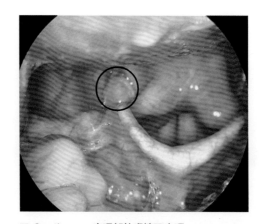

■ Castleman 病咽部的喉镜下表现

可见右侧梨状窝光滑肿物（黑圈内），组织病理学活检示 Castleman 病。

# 参考文献

[1] 孔维佳，周梁 . 耳鼻咽喉头颈外科学 . 3 版 . 北京：人民卫生出版社，2015.

[2] 黄选兆，汪吉宝，孔维佳 . 实用耳鼻咽喉头颈外科学 . 2 版 . 北京：人民卫生出版社，2008.

[3] SATALOFF R T, HAWKSHAW M J, SATALOFF J B, et al. Atlas of Laryngoscopy. 3rd ed. Plymouth：Plural Publishing，2013.

[4] 王永华 . 实用耳鼻咽喉科学 . 杭州：浙江大学出版社，2012.

[5] 林果为，王吉耀，葛均波 . 实用内科学 . 15 版 . 北京：人民卫生出版社，2017.

[6] 中国临床肿瘤学会（CSCO）. 头颈部肿瘤诊疗指南 2022. 北京：人民卫生出版社，2022.

[7] 吴学愚 . 耳鼻咽喉科图谱 . 2 版 . 上海：上海科学技术出版社，2000.

[8] KOLE A K, ROY R. Images in clinical medicine. Respiratory diphtheria. N Engl J Med, 2013, 369（16）：1544.

[9] WHO. Diphtheria vaccine：WHO position paper-August 2017. Wkly Epidemiol Rec, 2017, 92（31）：417-435.

[10] 杨志伟，张兴录，于竞进，等 . 我国白喉流行病学特点分析 . 中国计划免疫，2000, 6（1）：1-4.

[11] PIERSIALA K, KAKABAS L, BRUCKOVA A, et al. Acute odynophagia：A new symptom of COVID-19 during the SARS-CoV-2 Omicron variant wave in Sweden [J]. J Intern Med, 2022, 292（1）：154-161.

[12] VIHTA K D, POUWELS K B, PETO T E, et al. Omicron-associated changes in SARS-CoV-2 symptoms in the United Kingdom [J]. Clin Infect Dis, 2022, 76（3）：e133-e141.

[13] MENNI C, VALDES A M, POLIDORI L, et al. Symptom prevalence, duration, and risk of hospital admission in individuals infected with SARS-CoV-2 during periods of omicron and delta

variant dominance: a prospective observational study from the ZOE COVID Study [J]. Lancet, 2022, 399 ( 10335 ): 1618-1624.

[14] ZIEBA N, LISOWSKA G, DADOK A, et al. Frequency and Severity of Ear-Nose-Throat ( ENT ) Symptoms during COVID-19 Infection [J]. Medicina ( Kaunas ), 2022, 58 ( 5 ): 623.

# 附录

# A1 复旦大学附属眼耳鼻咽喉科医院喉镜报告模板

## 复旦大学附属眼耳鼻喉科医院
### 电子喉硬窥镜检查报告
WG/QR-20-63

| 姓名： | 住院/门诊号： | | 性别： | 年龄： 岁 |
|---|---|---|---|---|
| 科别：喉功能 | 病区： | 床号： | 检查时间： 年 月 日 | |

**检查所见：**

舌根光滑，会厌光滑，双侧披裂光滑，双侧室带光滑，双侧声带光滑、活动好，双侧梨状窝光滑、无积液。

**检查图片：**

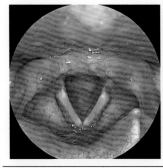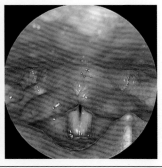

本报告仅供医师参考　检查医师：　报告时间： 年 月 日

# A2 口咽癌的 TNM 分期及治疗原则

## A2.1 口咽癌的 TNM 分期

### A2.1.1 口咽癌（p16-）的 TNM 分期

| 分期 | | 描述 |
|---|---|---|
| 原发肿瘤（T） | $T_X$ | 原发肿瘤无法评价 |
| | $T_0$ | 无原发肿瘤证据 |
| | $T_{is}$ | 原位癌 |
| | $T_1$ | 肿瘤最大径≤2cm |
| | $T_2$ | 肿瘤最大径>2cm，≤4cm |
| | $T_3$ | 肿瘤最大径>4cm，或侵犯会厌的舌面 |
| | $T_4$ | 中等晚期或非常晚期局部疾病 |
| | $T_{4a}$ | 中等晚期局部疾病，肿瘤侵犯喉、舌的外部肌肉、翼内肌、硬腭或下颌骨 |
| | $T_{4b}$ | 非常晚期局部疾，肿瘤侵犯翼外肌、翼板、鼻咽侧壁或颅底或包绕颈动脉 |
| 区域淋巴结（cN） | $N_X$ | 区域淋巴结无法评价 |
| | $N_0$ | 无区域淋巴结转移 |
| | $N_1$ | 同侧单个淋巴结转移，最大径≤3cm，并且 ENE（-） |
| | $N_2$ | 同侧单个淋巴结转移，最大径>3cm，≤6cm，并且 ENE（-）；或同侧多个淋巴结转移，最大径≤6cm，并且 ENE（-）；或双侧或对侧淋巴结转移，最大径≤6cm，并且 ENE（-） |
| | $N_{2a}$ | 同侧单个淋巴结转移，最大径>3cm，≤6cm，并且 ENE（-） |
| | $N_{2b}$ | 同侧多个淋巴结转移，最大径≤6cm，并且 ENE（-） |
| | $N_{2c}$ | 双侧或对侧淋巴结转移，最大径≤6cm，并且 ENE（-） |
| | $N_3$ | 单个淋巴结转移，最大径>6cm，并且 ENE（-）或任何淋巴结转移，并且临床明显 ENE（+） |
| | $N_{3a}$ | 单个淋巴结转移，最大径>6cm，并且 ENE（-） |
| | $N_{3b}$ | 任何淋巴结转移，并且临床明显 ENE（+） |
| 远处转移（M） | $M_0$ | 无远处转移 |
| | $M_1$ | 有远处转移 |

■ 口咽癌（p16-）临床总体分期

| 分期 | T | N | M |
|---|---|---|---|
| 0 期 | $T_{is}$ | $N_0$ | $M_0$ |
| I 期 | $T_1$ | $N_0$ | $M_0$ |
| II 期 | $T_2$ | $N_0$ | $M_0$ |
| III期 | $T_{1-2}$ | $N_1$ | $M_0$ |
| | $T_3$ | $N_{0-1}$ | $M_0$ |
| IVA 期 | $T_{1-3}$ | $N_2$ | $M_0$ |
| | $T_{4a}$ | $N_{0-2}$ | $M_0$ |
| IVB 期 | $T_{4b}$ | 任何 N | $M_0$ |
| | 任何 T | $N_3$ | $M_0$ |
| IVC 期 | 任何 T | 任何 N | $M_1$ |

## A2.1.2 口咽癌（p16+）的 TNM 分期

| 分期 | | 描述 |
|---|---|---|
| 原发肿瘤<br>（T） | $T_X$ | 原发肿瘤无法评价 |
| | $T_0$ | 无原发肿瘤证据 |
| | $T_{is}$ | 原位癌 |
| | $T_1$ | 肿瘤最大径≤2cm |
| | $T_2$ | 肿瘤最大径>2cm，≤4cm |
| | $T_3$ | 肿瘤最大径>4cm，或侵犯会厌的舌面 |
| | $T_4$ | 中等晚期局部疾病，肿瘤侵犯喉、舌的外部肌肉、翼内肌、硬腭或下颌骨或更远 |
| 区域淋巴结<br>（cN） | $N_X$ | 区域淋巴结无法评价 |
| | $N_0$ | 无区域淋巴结转移 |
| | $N_1$ | 同侧单个或多个淋巴结转移，最大径≤6cm |
| | $N_2$ | 对侧或双侧淋巴结转移，最大径≤6cm |
| | $N_3$ | 转移淋巴结最大径>6cm |
| 远处转移<br>（M） | $M_0$ | 无远处转移 |
| | $M_1$ | 有远处转移 |

■ 口咽癌（p16+）临床总体分期

| 分期 | T | N | M |
|---|---|---|---|
| Ⅰ期 | $T_{0-2}$ | $N_{0-1}$ | $M_0$ |
| Ⅱ期 | $T_{0-2}$ | $N_2$ | $M_0$ |
| | $T_3$ | $N_{0-2}$ | $M_0$ |
| Ⅲ期 | $T_{0-3}$ | $N_3$ | $M_0$ |
| | $T_4$ | $N_{0-3}$ | $M_0$ |
| Ⅳ期 | 任何 T | 任何 N | $M_1$ |

## A2.2 口咽癌治疗原则

根据中国临床肿瘤学会（CSCO）指南，早期口咽癌（$T_{1-2}N_0$）可采用手术或单纯放疗。手术方式可选择开放术式或经口入路术式（经口入路激光显微手术或机器人手术）。早期口咽癌需进行同侧选择性颈部淋巴结清扫。原发灶位于或靠近中线（如软腭、舌根或咽后壁）时还应考虑对侧清扫。早期口咽癌根治性放疗前应对患者进行饮食、言语和口腔功能的评估，放疗剂量通常为 66~70Gy。

局部晚期口咽癌（$T_{1-2}N_{1-3}$、$T_{3-4}$ 任何 N）放疗联合顺铂是常用的治疗方式。放疗剂量通常为 66~70Gy，对于不适宜使用顺铂的患者，可给予西妥昔单抗。不适宜接受同期药物治疗的局部晚期患者还可接受单纯放疗，特别是对于同期治疗生存获益不明确的高龄患者（>70 岁）。对于肿瘤负荷过大无法切除的患者，可以考虑行诱导化疗联合放疗的序贯治疗。

目前缺乏手术与同期放化疗的前瞻性对照研究，局部晚期口咽癌手术方式可选择开放术式或经口入路术式（经口入路激光显微手术或机器人手术），颈淋巴结清扫术可采用选择性或根治性。原发灶位于或靠近中线时还应考虑对侧淋巴结清扫。术后辅助放疗应在术后 6 周内进行，具有高危因素患者（$T_{3-4}$、$N_{2-3}$、淋巴结位于Ⅳ区或Ⅴ区、脉管侵犯、周围神经浸润）建议术后单纯放疗，切缘阳性、切缘不足或淋巴结包膜外侵犯者建议同期放化疗。

研究显示，HPV 阳性口咽癌患者预后显著优于阴性患者。

# A3 下咽癌的 TNM 分期及治疗原则

## A3.1 下咽癌的 TNM 分期

| 分期 | | 描述 |
|---|---|---|
| 原发肿瘤（T） | $T_X$ | 原发肿瘤无法评价 |
| | $T_0$ | 无原发肿瘤证据 |
| | $T_{is}$ | 原位癌 |
| | $T_1$ | 肿瘤局限在下咽的某一解剖亚区且最大径≤2cm |
| | $T_2$ | 肿瘤侵犯一个以上下咽解剖亚区或邻近解剖区 |
| | $T_3$ | 肿瘤最大径>4cm 或半喉固定或侵犯食管 |
| | $T_4$ | 中等晚期或非常晚期局部疾病 |
| | $T_{4a}$ | 中等晚期局部疾病，肿瘤侵犯甲状/环状软骨、舌骨、甲状腺或中央区软组织 |
| | $T_{4b}$ | 非常晚期局部疾病，肿瘤侵犯椎前筋膜，包绕颈动脉或侵犯纵隔结构 |
| 区域淋巴结（N） | $N_X$ | 区域淋巴结无法评价 |
| 临床 N（cN） | $N_0$ | 无区域淋巴结转移 |
| | $N_1$ | 同侧单个淋巴结转移，最大径≤3cm，并且 ENE（−） |

续表

| 分期 | | 描述 |
|---|---|---|
| | $N_2$ | 同侧单个淋巴结转移，3cm<最大径≤6cm，并且 ENE（-）；或同侧多个淋巴结转移，最大径≤6cm，并且 ENE（-）；或双侧或对侧淋巴结转移，最大径≤6cm，并且 ENE（-） |
| | $N_{2a}$ | 同侧单个淋巴结转移，3cm<最大径≤6cm，并且 ENE（-） |
| | $N_{2b}$ | 同侧多个淋巴结转移，最大径≤6cm，并且 ENE（-） |
| | $N_{2c}$ | 双侧或对侧淋巴结转移，最大径≤6cm，并且 ENE（-） |
| | $N_3$ | 单个淋巴结转移，最大径>6cm，并且 ENE（-）或任何淋巴结转移，并且临床明显 ENE（+） |
| | $N_{3a}$ | 单个淋巴结转移，最大径>6cm，并且 ENE（-） |
| | $N_{3b}$ | 任何淋巴结转移，并且临床明显 ENE（+） |
| 远处转移（M） | $M_0$ | 无远处转移 |
| | $M_1$ | 有远处转移 |

■ 下咽癌临床总体分期

| 临床总体分期 | T | N | M |
|---|---|---|---|
| 0 期 | $T_{is}$ | $N_0$ | $M_0$ |
| I 期 | $T_1$ | $N_0$ | $M_0$ |
| II 期 | $T_2$ | $N_0$ | $M_0$ |
| III 期 | $T_{1\sim2}$ | $N_1$ | $M_0$ |
| | $T_3$ | $N_{0\sim1}$ | $M_0$ |
| IVA 期 | $T_{1\sim3}$ | $N_2$ | $M_0$ |
| | $T_{4a}$ | $N_{0\sim2}$ | $M_0$ |
| IVB 期 | $T_{4b}$ | 任何 N | $M_0$ |
| | 任何 T | $N_3$ | $M_0$ |
| IVC 期 | 任何 T | 任何 N | $M_1$ |

## A3.2 下咽癌治疗原则

根据 CSCO 指南，早期下咽癌（$T_{1~2}N_0$）可采用手术或单纯放疗。手术方式包括开放术式或经口术式（经口激光显微手术或机器人手术）。早期下咽癌需进行同侧 Ⅱ～Ⅳ 区选择性颈淋巴结清扫。对于原发灶位于或靠近中线（如咽后壁、环后隙或梨状窝内侧壁）时，还应考虑对侧颈淋巴结清扫。术后病理或组织学检测提示有高危因素时，需行术后放疗或放化疗，术后放疗的剂量通常为 60~66Gy。早期下咽癌根治性放疗前应对患者进行饮食、言语、口腔功能的评估，放疗剂量通常为 60~66Gy。

局部晚期下咽癌（$T_{1~2}N_{1~3}$、$T_{3~4}$ 任何 N），大部分患者需要进行全喉切除术，术后还需要放疗或放化疗。颈淋巴结清扫术可采用选择性或根治性，$N_{2c}$ 或原发灶位于或靠近中线还应考虑对侧淋巴结清扫。术后辅助放疗应在术后 6 周内进行。具有高危因素者（$T_{3~4}$、$N_{2~3}$、脉管侵犯周围神经浸润），建议术后单纯放疗；切缘阳性、切缘不足或淋巴结包膜外侵者建议同期放化疗。

肿瘤分期为 $T_4$ 的下咽癌患者，由于放疗的保喉和治疗效果欠佳，对于有手术切除可能的患者，强烈建议手术治疗。有保喉意愿患者，放疗联合顺铂是常用的治疗模式，不适宜使用顺铂的患者可给予西妥昔单抗。不适宜接受同期药物治疗的局部晚期患者还可接受单纯放疗，特别是对于同期治疗生存获益不明确的高龄患者（>70 岁）。对于放疗或同期放化疗后肿瘤残留或局部复发的患者，有条件者可接受挽救性手术。

诱导化疗是另一种保喉策略。标准诱导化疗方案是 TPF（多西他赛、顺铂、氟尿嘧啶）。诱导化疗后若肿瘤达到完全或部分缓解，后续可接受单纯放疗或同期联合西妥昔单抗；反应不佳者建议全喉切除术。此外，对于肿瘤负荷过大、无法切除、分期为 $T_4$ 或 $N_{2c}$~$N_3$ 的患者，可以进行诱导化疗联合放疗的序贯治疗。

# A4　喉阻塞引起的吸气期呼吸困难分度

| 分度 | 描述 |
| --- | --- |
| 一度 | 安静时无呼吸困难表现。活动或哭闹时，有轻度吸气期呼吸困难。 |
| 二度 | 安静时也有轻度吸气期呼吸困难，吸气期喉鸣和吸气期胸廓周围软组织凹陷，活动时加重，但不影响睡眠和进食，亦无烦躁不安等缺氧症状。脉搏尚正常。 |
| 三度 | 吸气期呼吸困难明显，喉鸣声甚响，胸骨上窝、锁骨上下窝、上腹部、肋间等处软组织吸气或凹陷显著。并因缺氧而出现烦躁不安，不易入睡，不愿进食，脉搏加快等症状。 |
| 四度 | 呼吸极度困难。由于严重缺氧和二氧化碳增多，患者坐卧不安，手足乱动，出冷汗，面色苍白或发绀，定向力丧失，心律失常，脉搏细弱，血压下降，大小便失禁等。如不及时抢救，可因窒息、昏迷及心力衰竭而死亡。 |

# A5　气管切开适应证

a. 喉阻塞：任何原因引起的三到四度喉阻塞，尤其是病因不能很快解除时。

b. 下呼吸道分泌物潴留：昏迷，颅脑病变，神经麻痹，严重的脑、胸、腹部外伤及呼吸道烧伤等引起的下呼吸道分泌物潴留。为了吸出痰液，亦可行气管切开。

c. 预防性气管切开：在某些口腔、颌面、咽、喉部手术时，为了保持术后呼吸道通畅，可以先期施行气管切开术。

d. 长时间辅助呼吸。

# A6 复旦大学附属眼耳鼻咽喉科医院声学测试报告模板

## 复旦大学附属眼耳鼻喉科医院声学测试报告（成人）

姓名：　　　　性别：　　　　年龄：　　　　日期：

住院号：　　　　病区：　　　　床位：

主诉：

职业：　　　　　　　联系电话：

病史：

* 吸烟史　　　　　　　* 饮酒史　　　　　　　* 消化系统疾病史

* 胃酸反流　　　　　　* 过敏　　　　　　　　* 鼻炎

* 嗓音滥用　　　　　　* 喉镜信息

最长发声时间（MPT）=　　　s　　　　（参考值 10s）

基频（$F_0$）=　　　Hz　　　　　　（参考值 170~270Hz）

基频微扰（Jitter）=　　　　%　　　（参考值 0.5%）

振幅微扰（shimmer）=　　　　%　　（参考值 3%）

音强 =　　　dB　　　　　　　　　（参考值 79dB）

* 最低音基频 =　　　Hz　　　* 最高音基频 =　　　Hz

* 基频范围 =　　　　Hz　　　*s 时长 =　　s　　*z 时长 =　　s

*s/z=　　　　　　　　　　　（参考值 0.63~1.35s）

信号类型：Ⅰ（音高、音强稳定连续）Ⅱ（音高、音强有波动）

　　　　　Ⅲ（不连续、不规则）

嗓音障碍指数量表（VHI-10）：总分：　　（功能：　　生理：　　情感：　　）

反流症状指数评分量表（RSI）：总分：　　（参考值 13）

GRBAS 分级（0 正常；1 轻度异常；2 中度异常；3 严重异常）

G　　；R　　；B　　；A　　；S （元音）

G　　；R　　；B　　；A　　；S （言语）

本报告仅供医师参考

　　　　　　　　　　　　　　　　　检查医生：

# A7 喉癌的 TNM 分期及治疗原则

## A7.1 喉癌的 TNM 分期

| 分期 | | 描述 |
|---|---|---|
| 原发肿瘤（T）<br>（声门上型） | $T_X$ | 原发肿瘤无法评价 |
| | $T_0$ | 无原发肿瘤证据 |
| | $T_{is}$ | 原位癌 |
| | $T_1$ | 肿瘤局限在声门上的 1 个亚区，声带活动正常 |
| | $T_2$ | 肿瘤侵犯声门上 1 个以上相邻亚区，侵犯声门区或声门上区以外（如舌根、会厌谷、梨状窝内侧壁的黏膜），无喉固定 |
| | $T_3$ | 肿瘤局限在喉内，有声带固定和/或侵犯任何下述部位：环后区、会厌前间隙、声门旁间隙和/或甲状软骨内板 |
| | $T_4$ | 中等晚期或非常晚期局部疾病 |
| | $T_{4a}$ | 中等晚期局部疾病，肿瘤侵犯穿过甲状软骨和/或侵犯喉外组织（如气管、包括深部舌外肌在内的颈部软组织、带状肌、甲状腺或食管） |
| | $T_{4b}$ | 非常晚期局部疾病，肿瘤侵犯椎前筋膜，包绕颈动脉或侵犯纵隔结构 |
| 原发肿瘤（T）<br>（声门型） | $T_X$ | 原发肿瘤无法评价 |
| | $T_0$ | 无原发肿瘤证据 |
| | $T_{is}$ | 原位癌 |
| | $T_1$ | 肿瘤局限于声带（可侵犯前联合或后联合），声带活动正常 |
| | $T_{1a}$ | 肿瘤局限在一侧声带 |
| | $T_{1b}$ | 肿瘤侵犯双侧声带 |
| | $T_2$ | 肿瘤侵犯至声门上和/或声门下区，和/或声带活动受限 |

| 分期 | | 描述 |
|---|---|---|
| | $T_3$ | 肿瘤局限在喉内，伴有声带固定和/或侵犯声门旁间隙，和/或甲状软骨内板 |
| | $T_4$ | 中等晚期或非常晚期局部疾病 |
| | $T_{4a}$ | 中等晚期局部疾病，肿瘤侵犯穿过甲状软骨和/或侵犯喉外组织（如气管、包括深部舌外肌在内的颈部软组织、带状肌、甲状腺或食管） |
| | $T_{4b}$ | 非常晚期局部疾病，肿瘤侵犯椎前筋膜，包绕颈动脉或侵犯纵隔结构 |
| 原发肿瘤（T）（声门下型） | $T_X$ | 原发肿瘤无法评价 |
| | $T_0$ | 无原发肿瘤证据 |
| | $T_{is}$ | 原位癌 |
| | $T_1$ | 肿瘤局限在声门下区 |
| | $T_2$ | 肿瘤侵犯至声带，声带活动正常或活动受限 |
| | $T_3$ | 肿瘤局限在喉内，伴有声带固定 |
| | $T_4$ | 中等晚期或非常晚期局部疾病 |
| | $T_{4a}$ | 中等晚期局部疾病，肿瘤侵犯环状软骨或甲状软骨和/或侵犯喉外组织（如气管、包括深部舌外肌在内的颈部软组织、带状肌、甲状腺或食管） |
| | $T_{4b}$ | 非常晚期局部疾病，肿瘤侵犯椎前筋膜，包绕颈动脉或侵犯纵隔结构区域 |
| 区域淋巴结（cN） | $N_X$ | 区域淋巴结无法评价 |
| | $N_0$ | 无区域淋巴结转移 |
| | $N_1$ | 同侧单个淋巴结转移，最大径 ≤3cm，并且 ENE（-） |
| | $N_2$ | 同侧单个淋巴结转移，最大径>3cm，≤6cm，并且 ENE（-）；或同侧多个淋巴结转移，最大径 ≤6cm，并且 ENE（-）；或双侧或对侧淋巴结转移，最大径 ≤6cm，并且 ENE（-） |

续表

| 分期 | | 描述 |
|---|---|---|
| | $N_{2a}$ | 同侧单个淋巴结转移，最大径>3cm，≤6cm，并且 ENE（-） |
| | $N_{2b}$ | 同侧多个淋巴结转移，最大径≤6cm，并且 ENE（-） |
| | $N_{2c}$ | 双侧或对侧淋巴结转移，最大径≤6cm，并且 ENE（-） |
| | $N_3$ | 单个淋巴结转移，最大径>6cm，并且 ENE（-）或任何淋巴结转移，并且临床明显 ENE（+） |
| | $N_{3a}$ | 单个淋巴结转移，最大径>6cm，并且 ENE（-） |
| | $N_{3b}$ | 任何淋巴结转移，并且临床明显 ENE（+） |
| 远处转移（M） | $M_0$ | 无远处转移 |
| | $M_1$ | 有远处转移 |

■ 喉癌 TMN 总体分期

| 分期 | T | N | M |
|---|---|---|---|
| 0 期 | $T_{is}$ | $N_0$ | $M_0$ |
| I 期 | $T_1$ | $N_0$ | $M_0$ |
| II 期 | $T_2$ | $N_0$ | $M_0$ |
| III 期 | $T_{1-2}$ | $N_1$ | $M_0$ |
| | $T_3$ | $N_{0-1}$ | $M_0$ |
| IVA 期 | $T_{1-3}$ | $N_2$ | $M_0$ |
| | $T_{4a}$ | $N_{0-2}$ | $M_0$ |
| IVB 期 | $T_{4b}$ | 任何 N | $M_0$ |
| | 任何 T | $N_3$ | $M_0$ |
| IVC 期 | 任何 T | 任何 N | $M_1$ |

## A7.2 喉癌治疗原则

根据 CSCO 指南，早期喉癌（$T_{1-2}N_0$）可采用手术或单纯放疗。手术方式包括开放术式或经口术式（经口激光显微手术或机器人手术）。早期声门型喉癌无须进行颈淋巴结清扫；声门上型喉癌则要进行双侧颈部 II～IV 区的选择性颈部淋巴结清扫。术后病理或组织学检测提示有高危因素时，需行术后放疗或放化疗，术后放疗的剂量通常为 60~66Gy。早期喉癌行根治性放疗前应对患者进行饮食、言语、口腔功能的评估，放疗剂量通常为 66~70Gy。

局部晚期喉癌（$T_{1-2}N_{1-3}$、$T_{3-4}$ 任何 N），大部分患者需要进行全喉切除术，术后还需要放疗或放化疗。颈淋巴结清扫术可采用选择性或根治性，至少包括 II~IV 区。术后辅助放疗应在术后 6 周内进行。具有高危因素（$T_{3-4}$、$N_{2-3}$、脉管侵犯周围神经浸润）患者，建议术后单纯放疗；切缘阳性、切缘不足或淋巴结包膜外侵者建议同期放化疗。

肿瘤分期为 $T_4$ 的喉癌患者，由于放疗的保喉和治疗效果欠佳，对于有手术切除可能的患者，强烈建议手术治疗。有保喉意愿的患者，放疗联合顺铂是常用的治疗模式，不适宜使用顺铂的患者，可给予西妥昔单抗。不适宜接受同期药物治疗的局部晚期患者还可接受单纯放疗，特别是对于同期治疗生存获益不明确的高龄患者（>70 岁）。对于放疗/同期放化疗后肿瘤残留或局部复发的患者，有条件者可接受挽救性手术。

诱导化疗是另一种保喉策略。标准诱导化疗方案是 TPF（多西他赛、顺铂、氟尿嘧啶）。诱导化疗后若肿瘤达到完全或部分缓解，后续可接受单纯放疗或同期联合西妥昔单抗；反应不佳者建议全喉切除术。此外，对于肿瘤负荷过大、无法切除、分期为 $T_4$ 或 $N_{2c}$~$N_3$ 的患者，可以进行诱导化疗联合放疗的序贯治疗。

# 后记

本书编写正值 2022 年上半年上海新型冠状病毒感染最严峻的时期，广大医护人员克服困难、逆行而上，义无反顾投身于疫情防控工作中。编者团队在出色完成一线临床工作的同时，查阅大量文献资料、搜集临床病例资料，最终撰写成文，每一位编者都投入了极大热情、付出了巨大努力，才令这部《咽喉疾病喉镜图鉴》与广大读者及同道们见面。若有表述欠妥或失当之处，恳请各位同行和读者批评、指正。

感谢周梁教授百忙之中予以建议与指导，并审阅此书，也感谢我院耳鼻咽喉头颈外科王薇教授、周潮明教授、沈雁教授、魏春生教授、陈琦教授在本书编写过程中给予的帮助，在此深表谢意！同时，我们必须深深地感谢所有贡献喉镜检查图片的广大患者！任何医学技术的发展和医务工作者的进步都离不开患者的信任和配合。此外，本书的出版得到了人民卫生出版社的帮助，特此致谢！

衷心希望本书的出版能惠及广大同仁，助力耳鼻咽喉头颈外科事业的发展，为更多患者提供更加优质的医疗服务。

陶磊

2023 年 4 月